中国最美经方丛书

丛书主编 柳越冬 杨建宇

温经汤

WEN
JING
TANG

主　编

杨建宇　姜丽娟　王东红

中原农民出版社

·郑州·

图书在版编目(CIP)数据

温经汤 / 杨建宇,姜丽娟,王东红主编. —郑州:中原农民出版社,2018.9

(中国最美经方丛书)

ISBN 978-7-5542-1977-5

Ⅰ.①温… Ⅱ.①杨… ②姜… ③王… Ⅲ.①温经汤-研究 Ⅳ.①R286

中国版本图书馆 CIP 数据核字(2018)第 152510 号

出版:中原农民出版社

地址:河南省郑州市郑东新区祥盛街 27 号 7 层

邮编:450016

网址:http://www.zynm.com

电话:0371-65751257

发行单位:全国新华书店

承印单位:新乡市豫北印务有限公司

投稿邮箱:zynmpress@ sina.com

策划编辑电话:0371-65788677

邮购热线:0371-65713859

开本:710mm×1010mm   1/16

印张:11

字数:161 千字

版次:2019 年 8 月第 1 版

印次:2019 年 8 月第 1 次印刷

书号:ISBN 978-7-5542-1977-5

定价:45.00 元

编 委 会

大美经方！ 中医万岁！

今天有点兴奋！

"中华中医药祝之友/杨建宇教授经方经药传承研究工作室"的牌子挂在了印尼·巴淡岛！[1]我很自豪地说，这是中医药界第一块"经方经药"传承研究机构的牌子！自然，在东南亚乃至全球也是第一！而这，必须感谢、感恩医圣张仲景的经方！

在20世纪80年代，我刚学了中医方剂学，就到新华书店买了一本《古方今用》，其中第一和方"桂枝汤"，不但用于治疗感冒，而且还广泛用于内外妇儿疾病。我印象最深的是既治坐骨神经痛，又治高血压。当时，我就有点懵！待学完《伤寒杂病论》，就有点明白了。但是一直到90年代初，随着临床感悟的加深，对医圣经方潜心地体验，对《伤寒杂病论》的反复体味，就基本上明白了许多。继而，临床疗效随着经方更广泛地应用而有了大幅提高，随即，我就被郑州地区多家门诊邀请出诊，还被许昌、濮阳、新乡、信阳等地邀请出专家门诊。直到现在，我仍坚持不懈地在临床中应用经方、体验经方、推广经方，并且效果显著，声誉远扬。时而，被邀至全国各地会诊疑难杂症；时而，被邀至全国各地讲解经方心得；偶尔，被邀至境外讲解经方，交流使用经方攻克疑难杂症的经验。而今天，把"经方经药"传承研究的牌子挂在了印尼·巴淡岛上，而这一切，都缘于经方！都成于经方！这真是最美经方！大美经方！我情不自禁地在内心深处呼喊，感谢经方！感恩医圣！

时间如梭！中医药发展进入加速期。重温中医药经典蔚然成风，国家中医药管理局"全国优秀中医临床人才研修项目"学员（简称国优人才班）的培养，重在经典的研修，通过对研修项目的关注、论证、宣教、参与、主持等历炼和学习，我接触到了中医经典大家，对中医经典有了更深入地认知，对经方有了更深刻地体验，临床疗效再次得到了稳步提升。北京市中医管理局、河南省中医管理局、南阳市中医药管理局共同举办仲景书院首期"仲景国医传人"精英班，我有幸作为执行班主任，再次对经方大家和经方学验有了更多的感触和心悟。再加之，近5年来我一直在牵头专病专科经方大师研修班的数十个研修班的学习与交流，在单纯的经方学习交流之基础上，更多地引导经方的学术提升和经方应用向主流医院内推广，使我对"经方热"乃至"经典热"有了更多层面的了解和把握。期间，有一个"病准方对药不灵"现象引起了我的关注，我认为这一定是中药药物的精准及合理应用出了问题。即而联想到，国优人才班讲经典《神农本草经》苦于找不到专门研究《神农本草经》的教授,而在第三批国优人才班上课时,只有祝之友老教授一个人专注《神农本草经》专题研究与经方解读。原来这是中医药界普遍不读《神农本草经》的缘故,大家不重视临床中药学科的发展,从而导致临床中药品种、中药古今变异等问题没有得到良好的控制和改善,导致用药临床不效。故而,我们就立即开始举办"基于《神农本草经》解读经方临证应用研修班和认药采药班",旨在引导大家重温中医药首部经典《神农本草经》,认真研究经方的用药精准问题。此时此刻,明确提出"经药"这一"中医临床药学"的基本概念。根据祝之友老教授的要求和亲自授课、督导,我迅速把这个概念推广至全国各地(包括台北市的国际论坛上),及东南亚地区,为提高中医药临床疗效服务!而这个结果仍然是医圣经方的引领,仍然要感谢、感恩医圣仲景!大美经方!最美经方!

我和不少中医药人一样,稍稍有点小文人情怀,心绪放飞之时,就浮想联翩,继而就草草成文。恰好"中国最美经方丛书"第一辑15册即将出版,而邀我作序,就充之为序。

之于"中国最美经方丛书",启于原"神奇的中华经穴疗法系列丛书"的畅销与好评!继而推出。既是中原出版传媒集团重点畅销图书,也是目前"经方热""经药热"之最流行类之书籍。本丛书系柳越冬教授带头,由国家名医传承室、大学科研机构、仲景书院经方兴趣研究小组等优秀的一线临床和科研人员共同编撰,是学习经方、应用经方、推广经方的参考书籍!对经方的临床应用和科研、教学均有积极的助推意义,必将得到广大"经方"爱好者、"经药"爱好者的热捧!

最后,仍用我恩师孙光荣国医大师的话来作结束语,

那就是:

美丽中国有中医!

中医万岁!

杨建宇[2]

2018年6月2日,于新加坡转机回国候机时

注释:[1]同时还挂了"中华中药泰斗祝之友教授东南亚·印尼药用植物苑"和"中华中医药中和医派杨建宇教授工作室东南亚·印尼工作站"的牌子。每块牌子上都有印尼文、中文、英文3种文字。

[2]杨建宇:研究员/教授,执业中医师,中华中和医派掌门人,著名经方学者和经方临床圣手。中国中医药研究促进会仲景医学研究分会副会长兼秘书长,仲景星火工程分会执行会长,北京中西医慢病防治促进会全国经方医学专家委员会执行主席,中关村炎黄中医药科技创新联盟全国经方健康产业发展联盟执行主席,中医药"一带一路"经方行(国际)总策划、总指挥、主讲教授,中华国医专病专科经方大师研修班总策划、主讲教授,中国医药新闻信息协会副会长兼中医药临床分会执行会长,曲阜孔子文化学院国际中医学院名誉院长/特聘教授。

目　录

上　篇　经典温习

中篇　临证新论

3

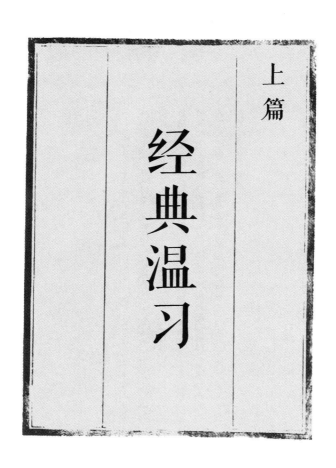

上篇

经典温习

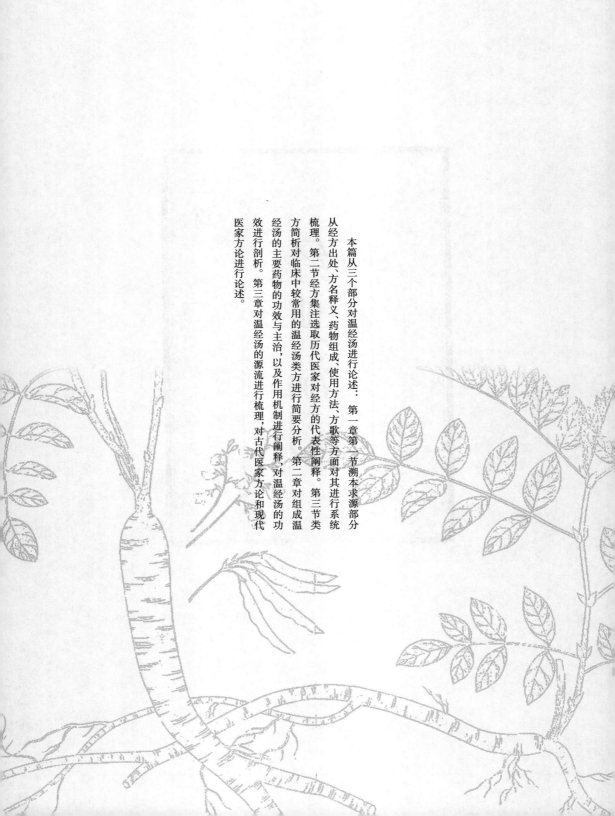

本篇从三个部分对温经汤进行论述：第一章第一节溯本求源部分从经方出处、方名释义、药物组成、使用方法、方歌等方面对其进行系统梳理。第二节经方集注选取历代医家对经方的代表性阐释。第三节类方简析对临床中较常用的温经汤类方进行简要分析。第二章对组成温经汤的主要药物的功效与主治，以及作用机制进行阐释，对温经汤的功效进行剖析。第三章对温经汤的源流进行梳理，对古代医家方论和现代医家方论进行论述。

第一章　概述

第一节　溯本求源

一、经方出处

《金匮要略》

问曰:妇人年五十所,病下利,数十日不止,暮即发热,少腹里急,腹满,手掌烦热,唇口干燥,何也? 师曰:此病属带下,何以故? 曾经半产,瘀血在少腹不去。何以知之? 其证唇口干燥,故知之。当以温经汤主之。《金匮要略·妇人杂病脉证并治第二十二》

二、方名释义

本方命名为"温经"者,因具有温通经脉的作用。《素问·调经论》说:血气者,喜温而恶寒,寒则泣不能流,温则消而去之。本方取名温经,义或源此。方中吴茱萸、桂枝和当归、白芍、阿胶同用,能温经养血;半夏、麦冬、人参、甘草和川芎、牡丹皮同用,有润燥、益气、活血作用,合而用之,本方具有温经养血、活血祛瘀之效。由于患者为五十岁左右更年期妇女,又经半产流血,阴虚血少,在所难免。所以方中用当归、白芍、阿胶、川芎以补血养血;累经不利,脾胃虚弱,势所必然,又用人参、甘草、生姜、半夏以温胃健脾;牡丹皮、川芎、桂枝以祛瘀活血;阿胶、麦冬不仅能滋阴、生津、补血,还可缓和生姜、桂枝、半夏之燥,诸药合用,共奏补虚、祛瘀、散寒、调经的作用。

三、药物组成

吴茱萸三两,当归、川芎、芍药(白芍)、人参、桂枝、阿胶、丹皮、甘草各二两,生姜三两(一本二两),半夏半升(一本一升),麦冬一升。(《金匮方歌括》)

四、使用方法

上十二味,以水一斗,煮取三升,分温三服。亦主妇人少腹寒,久不受胎,兼治崩中去血,或月水来多,及至期不来。

五、方歌

温经芎芍草归人,胶桂丹皮二两均,

半夏半升麦倍用,姜萸三两对君陈。(《金匮方歌括》)

第二节 经方集注

问曰:妇人年五十所,病下利,数十日不止,暮即发热,少腹里急,腹满,手掌烦热,唇口干燥,何也? 师曰:此病属带下,何以故? 曾经半产,瘀血在少腹不去。何以知之? 其证唇口干燥,故知之。当以温经汤主之。《金匮要略·妇人杂病脉证并治第二十二》(19)

赵以德

《衍义》,下利不止,答属带下,何也? 妇人二七天癸至,任脉通,太冲脉盛,月事以时下;七七太冲脉衰,天癸竭,地道不通,经水遂止。今年五十,经绝,胞门闭塞,冲任脉不复输泄之时,所积瘀血,自胞门化为带下;无所从出,大便属阴,故就大便而下利矣。考《大全良方》集是方:出《千金》,治女人曾经小产,或带下,三十六病。以或字分为二。《金匮》以带下属半产瘀血,岂带下三十六病,无湿热之实邪,而尽属于瘀血虚寒哉？盖为带脉居身形之半,凡十二经络,并奇经八脉,各挟寒热之邪,过而伤之,动其冲任,则气血为之不化,心肾为之不交,变成赤白漏下。治之必察始感何邪？何经受害？为虚为发何状？脉见何象？令在寒暑？随宜以起？以权变治之可也。岂概云三十六病尽切是方乎？终不若仲景之有原委,而可为后世法也。盖小产是胞脉已虚,不能生新推陈,致血瘀积在下;而生发之气起于下焦,固藏之政,亦司下焦,下焦瘀积在下而既结于阴,则上焦之阳不入矣,遂成少腹里急,腹满;四脏失政,则五液时下;其阳至暮当行于阴,而不得入,独浮于上,为发热,为掌上热,为唇口干燥,故必开痹破阴结,引阳行下,皆吴茱萸主之,益新推陈;又,芎、归为臣,丹皮佐之。然推陈药固多,独用丹皮者,易老谓其能治神志不足;血积胞中,心肾不交,非直达其处者,不能通其神志之气。用半夏以解寒热之结;阿胶、人参补气血之不足;麦冬助丹皮引心气入阴,又治客热唇口干燥;桂枝、生姜发达生化之气;甘草益元气,和诸药。妇人小腹寒不受胎者,崩中去血,皆因虚寒结阴而阳不得入耳,尽可治之。设有脉沉数而阳乘阴者,亦为带下不成孕,崩中去血等证,又乌可用是治之？必须脉辨也。

（周扬俊《金匮玉函经二注》）

吴 谦

妇人年已五十,冲任皆虚,天癸当竭,地道不通矣。今下血数十日不止,宿瘀下也。五心烦热,阴血虚也。唇口干燥,冲任血伤,不上荣也;少腹急满,胞中有寒,瘀不行也。此皆曾经半产崩中,新血难生,瘀血未尽,风寒客于胞中,为带下,为崩中,为经水愆期,为胞寒不孕。均用温经汤主之者,以此方生新去瘀,暖子宫,补冲任也。（《医宗金鉴》）

尤在泾

妇人年五十所,天癸已断而病下利,似非因经所致矣,不知少腹旧有积血,欲行而未得遽行,欲止而不能竟止,于是下利窘急,至数十日不止。暮即发热者,血结在阴,阳气至暮不得入于阴,而反浮于外也。少腹里急腹满者,血积不行,亦阴寒在下也。手掌烦热,病在阴,掌亦阴也。唇口干燥,血内瘀者不外荣也,此为瘀血作利,不必治利,但去其瘀而利自止。吴茱萸、桂枝、丹皮,入血散寒而行其瘀,芎、归、芍药、麦冬、阿胶,以生新血,人参、甘草、姜、夏,以正脾气,盖瘀久者荣必衰,下多者脾必伤也。(《金匮要略心典》)

李 彣

妇人年五十,则已过七七之期,任脉虚,太冲脉衰,天癸竭,地道不通时也,所病下利,据本文带下观之,当是崩淋下血之证。盖血属阴,阴虚故发热,暮亦属阴也。任主胞胎,冲为血海,二脉皆起于胞宫而出于会阴,正当少腹部分,又冲脉挟脐上行,故任冲脉虚,则少腹里急,有干血,亦令腹满。《内经》云,任脉为病,女子带下瘕聚是也。手背为阳,手掌为阴,乃手三阴经过脉之处,阴虚,故掌中烦热也。阳明脉挟口环唇,与冲脉会于气街,皆属于带脉。《难经》云,血主濡之,以冲脉血阻不行,则阳明津液衰少,不能濡润,故唇口干燥,断以病属带下,以曾经半产,少腹瘀血不去,则津液不布,新血不生,此唇口干燥之所由生也……

《内经》云,血气者,喜温而恶寒,寒则凝涩不流,温则消而去之。此汤名温经,以瘀血得温即行也。方内皆补养气血之药,未尝以逐瘀为事而瘀血自去者,此养正邪自消之法也。故妇人崩淋不孕,月事不调者,并主之。(《金匮要略广注》)

刘渡舟

本条是论述瘀血引起崩漏的辨证论治。妇人年已五十岁左右,此时冲任皆虚,既往又曾经半产,则正气虽虚而少腹瘀血未尽。血寒积结胞门,寒伤经络,血不归经,则腹满里急,崩漏下血数十日不止。夫崩漏则伤血耗阴,阴虚则生内热,故暮即发热,手掌发热而心烦;阴津不能上润,则唇口干燥。

本病为冲任虚寒,少腹瘀血,引起崩漏不止等证。治以温经汤温气濡血,调和冲任。方中吴茱萸、桂枝、生姜温和肝胃,以暖胞门;当归、川芎、芍药、阿胶补血益阴,以补肝胃;丹皮配芍药则凉血退热;麦冬有润燥续绝补养心肺之功;人参、甘草则补气扶虚,以开化源;半夏降逆止咳而和胃气。诸药合用,可以暖宫温经,补血去瘀,故亦治妇人少腹积寒,瘀血内停之崩漏下

血,月经过多,至期不来,久不受胎等证。(《金匮要略诠解》)

第三节　类方简析

张仲景《金匮要略》首创"瘀血"证名,并针对瘀血证创立十余首活血化瘀方剂,如大黄䗪虫丸、桂枝茯苓丸、鳖甲煎丸、下瘀血汤、抵当汤、红蓝花酒、当归芍药散等,用于治疗蓄血证,瘀血内闭的经闭、腹痛、瘤积、疟母,寒气凝结肝脉之阴狐病气等,以达破血逐瘀、活血通经止痛、消积化癥、破结通利除病等多重治疗目的,显示了活血化瘀方药在临床应用中的独特疗效,其用药思想对后世医家具有重要影响。下面对温经汤的代表性类方进行逐一分析。

1. 大黄䗪虫丸

组成:大黄十分(蒸),黄芩二两,甘草三两,桃仁一升,杏仁一升,芍药四两,干地黄十两,干漆一两,虻虫一升,水蛭百枚,蛴螬一升,䗪虫半升。(《金匮要略》)

用法:上十二味,末之,炼蜜和丸小豆大,酒饮服五丸,日三服。

功用:攻逐瘀血,补中养阴。

主治:虚劳挟瘀证,凡久病正虚,血瘀结成瘤积者皆可用之。

证治机制:举世皆以参、芪、归、地等为补虚,仲景独以大黄、䗪虫等补虚,苟非神圣,不能行是法也。夫五劳七伤,多缘劳动不节,气血凝滞,郁积生热,致伤其阴,世俗所称干血劳是也。所以仲景乘其元气未漓,先用大黄、䗪虫、水蛭、虻虫、蛴螬等蠕动唼血之物,佐以干漆、生地、桃仁、杏仁行去其血,略兼甘草、芍药以缓中补虚,黄芩以开通热郁,酒服以行药势,待干血行尽,然后纯行缓中补虚之功。(《张氏医通》)

方解:方中大黄逐瘀攻下,清热凉血;䗪虫破癥瘕、散瘀血共为君药。桃仁、干漆、蛴螬、水蛭、虻虫活血通络,攻逐瘀血,共为臣药。黄芩清热,助大黄除瘀热;杏仁降气,脾气行则血行,助桃仁以润燥;生地黄、芍药养血滋阴,共为佐药。甘草和中补虚,调和诸药,为使药。

方歌: 干血致劳穷源委,缓中补虚治大旨。

蛴螬百个蟅半升,桃杏虻虫一升止。

一两干漆十地黄,更用大黄十分已。

三甘四芍二黄芩,五劳要证须用此。

此方世医勿惊疑,起死回生大可恃。(《金匮方歌括》)

2. 桂枝茯苓丸

组成: 桂枝、茯苓、牡丹(去心)、桃仁(去皮、尖,熬)、芍药各等分。

用法: 上五味,末之,炼蜜为丸,如兔屎大,每日食前服一丸,不知,加至三丸。

功用: 活血,化瘀,消癥。

主治: 妊娠胞阻因癥积下血之证。

证治机制: 桂枝通利血脉,茯苓渗湿,且益心脾之气;牡丹皮、桃仁活血祛瘀,牡丹皮还可清瘀血久郁所化之热;芍药养血和营,即可治漏下所致之阴亏血少,又可祛瘀血而不伤新血。该方广泛用治瘀血为主的各种妇科疾病,并可作为各科瘀血病症的通用方。

方解: 方中牡丹皮性味辛寒,本善通血脉中热结,桂枝配牡丹皮,寒温相济,性较平和;且桂枝配芍药调理阴与阳,茯苓配牡丹皮调理气与血。至于桃仁,尤能消散凝血,溶化血块。

方歌: 癥痼未除恐害胎,胎安癥去悟新裁。

桂苓甘芍桃同等,气血阴阳本末该。(《金匮方歌括》)

3. 鳖甲煎丸

组成: 鳖甲十二分(炙),乌扇三分(烧),黄芩三分,柴胡六分,鼠妇三分(熬),干姜三分,大黄三分,芍药五分,桂枝三分,葶苈一分,石韦三分(去毛),厚朴三分,牡丹五分(去心),瞿麦二分,紫葳三分,半夏一分,人参一分,蟅虫五分(熬),阿胶三分(炙),蜂窠四分(熬),赤消十二分,蜣螂六分(熬),

桃仁二分。(《金匮要略》)

用法：上二十三味为末。取煅灶下灰一斗，清酒一斛五斗，浸灰，候酒尽一半，着鳖甲于中，煮令泛烂如胶漆，绞取汁，内诸药，煎为丸，如梧子大，空心服七丸，日三服。《千金方》用鳖甲十二片，又有海藻三分、大戟一分、䗪虫五分，无鼠妇、赤消二味，以鳖甲煎和诸药为丸。

功用：扶正祛邪，消癥化结。

主治：主治疟疾日久不愈，形成痞块，结于胁下之疟母。目前该方不独专治疟母，凡积聚属于邪久不除者，如血吸虫病、慢性肝病之肝脾肿大以及腹腔各种包块、肿瘤等用之皆效。

证治机制：方中寒温并用，攻补兼施，化痰行血，无所不备。而又以虫蚁善走入络之品，搜剔其蕴结之邪。柴、桂领之出表，硝、黄导之降里。煅灶下灰清酒，助脾胃而温运。鳖甲入肝络而搜邪。空心服七丸，日三服者，取其缓以化之耳。(《成方便读》)

方解：方中鳖甲化积块，除寒热，入肝络而搜邪，灶下灰消癥祛积，清酒活血通络，三者共奏活血化瘀、软坚消癥之效；赤硝破坚散结，大黄攻积祛瘀，䗪虫、蜣螂(蜣螂)、鼠妇、蜂窠(露蜂房)、桃仁、紫葳、牡丹皮、芍药(白芍)破血逐瘀、软坚消积，葶苈(葶苈子)、半夏、厚朴、瞿麦、石韦合用利水化湿消痰，干姜、桂枝、黄芩、柴胡平调寒热，人参补气，阿胶补血。纵观全方，寒热并用，攻补兼施，升降结合，气血津液同治。

方歌：寒热虚实相来往，全凭阴阳为消长。

天气半月而一更，人身之气亦相仿。

否则天人气再更，邪行月尽差可想。

疟病一月不能瘥，疟母结成癥瘕象。

《金匮》急治特垂训，鳖甲赤硝十二分。

方中三分请详言，姜芩扇妇朴韦问。

葳胶桂黄亦相均，相均端令各相奋。

君不见十二减半(六分数)，柴胡蜣螂表里部。

一分参苈二瞿(麦)桃(仁)，牡夏芍䗪(虫)分各五。

方中四分独蜂窠，体本经清质水土。

另取灶下一斗灰,一斛半酒浸另取。

纳(鳖)甲酒内煮如胶,绞汁煎药(末)丸遵古。

空心七丸日服三,老疟得此效桴鼓。(《金匮方歌括》)

4.下瘀血汤

组成:大黄二两(一本三两),桃仁二十枚,䗪虫二十枚(熬,去足)。(《金匮要略》)

用法:上三味,末之,炼蜜合为四丸,以酒一升,煎一丸,取八合,顿服之。新血下如豚肝。

功用:破血逐瘀。

主治:产后瘀滞腹痛。

证治机制:方中大黄荡涤瘀血,桃仁活血化瘀,䗪虫逐瘀破结,三药合用,破血之力峻猛,为防伤正,故以蜜为丸,用酒煎服。本方亦可治疗瘀血内结之经水不利。现代多用本方治疗产后恶露不尽、闭经及慢性肝炎、肝硬化之肝脾肿大、跌打损伤等多种瘀血病证。

方解:大黄、桃仁、䗪虫下血之力颇猛,用蜜丸者,缓其性不使骤发,恐伤上二焦也。酒煎顿服者,补下治下制以急,且去疾惟恐不尽也。(《金匮要略心典》)

方歌:脐中着痛瘀为殃,廿粒桃仁三两黄。

更有䗪虫二十个,酒煎大下亦何伤。(《金匮方歌括》)

5.抵当汤

组成:水蛭三十个(熬),虻虫三十枚(熬,去翅足),桃仁二十个(去皮、尖),大黄三两(酒浸)。

用法:上四味,为末,以水五升,煮取三升,去滓,温服一升。

功用:破血、逐瘀、通经。

主治:瘀血内结成实之经闭不通。

证治机制:方中水蛭、虻虫直入血络,善破血逐瘀,桃仁活血化瘀,大黄泻热导瘀,四药共奏破血逐瘀之效。现代临床除了以本方活血调经外,还广泛用于内科多种气血瘀结的病证。

方解:方用虻虫、水蛭,一飞一潜,吮血之物也。在上之热随经而入,飞者抵之；在下之血为热所瘀，潜者当之。配桃核之仁、将军之威，一鼓而下，抵据大敌。四物当之，故曰抵当。

方歌：大黄三两抵当汤，里指任冲不指胱。

虻蛭桃仁各三十，攻其血下定其狂。（《长沙方歌括》）

6.红蓝花酒

组成：红蓝花一两。（《金匮要略》）

用法：上一味，以酒一大升，煎减半，顿服一半。未止再服。

功用：活血行瘀，利气止痛。

主治：风邪侵入腹中，与血气相搏，以致血滞不行之腹中刺痛。

证治机制：张仲景此方治风却不用祛风药，而径用活血药反达祛风之目的，是"治风先治血，血行风自灭"的最好例证。

方解：方中红蓝花活血止痛，酒活血通络。

方歌：六十二风义未详，腹中刺痛势彷徨。治风先要行其血，一两蓝花酒煮尝。

7.当归芍药散

组成：当归三两，芍药一斤，茯苓四两，白术四两，泽泻半斤，川芎半斤（一作三两）。《金匮要略》

用法：上六味，杵为散，取方寸匕，酒和，日三服。

功用：养血调肝，健脾利湿，养血益脾。

主治：妇女怀孕后肝脾不和之腹痛及痛经因气滞血瘀水阻者。月经不调、带下、产后诸杂症若符合气血不调，水湿内停的病机皆可应用。

证治机制：此与胞阻痛者不同，因脾土为木邪所克，谷气不举，浊淫下流，以塞搏阴血而痛也。用芍药多他药数倍以泻肝木，利阴塞，以与芎、归补血止痛；又佐茯苓渗湿以降于小便也；白术益脾燥湿，茯、泽行其所积，从小便出。盖内外六淫，皆能伤胎成痛，不但湿而已也。（《金匮玉函经二注》）

疠痛者，绵绵而痛，不若寒疝之绞痛，血气之刺痛也。乃正气乃不足，使阴得乘阳，而水气胜土，脾郁不伸，郁而求伸，土气不调，则痛绵绵矣。故以归、芍养血，苓、术扶脾，泽泻泻余之旧水，芎䓖畅其欲遂之血气。不用黄芩,疠痛因虚,则稍挟寒也。然不用热药,原非大寒,正气充则微寒自去耳。
(《金口要略论注》)

　　方解: 方中重用芍药以敛肝止痛;用白术、茯苓以健脾益气;合泽泻淡渗利湿;佐当归、川芎调肝养血。诸药合用,共奏调和肝脾、补虚渗湿之功。

　　方歌: 妊娠疠痛势绵绵,三两归芎润且宣。

　　　　芍药一斤泽减半,术苓四两妙盘旋。(《金匮方歌括》)

第二章 临床药学基础

第一节 主要药物的功效与主治

温经汤由吴茱萸、当归、川芎、芍药、人参、桂枝、牡丹(去心)、阿胶、生姜、甘草、半夏、麦冬(去心)12味药物组成,现对主要药物的功效与主治进行分析。

一、吴茱萸

吴茱萸,性味辛、苦、热,有小毒;归入肝、脾、胃、肾经。具有散寒止痛,降逆止呕,助阳止渴的功效。

主治:厥阴头痛、寒湿腹痛、寒湿脚气、痛经、经行腹痛、脘腹胀痛、呕吐吞酸、五更泄泻、外治口疮。

二、桂枝

桂枝,性味辛、甘、温;归膀胱、心、肺经。具有散寒解表;温通经脉;通阳化气的功效。

主治:风寒表证,寒湿痹痛,四肢厥冷,经闭痛经,癥瘕结块,胸痹,心悸,痰饮,小便不利。

也有学者认为,张仲景方中的桂枝应是现代的肉桂,可参。

三、生姜

生姜,性味辛、温;入肺、胃、脾经。具有发表,散寒,止呕,开痰的功效。

主治:感冒风寒,呕吐,痰饮,喘咳,胀满,泄泻;解半夏、天南星及鱼蟹、鸟兽肉毒。

四、人参

人参,性味甘、微苦、温;入脾、肺、心经。具有能大补元气,固脱生津,安神的功效。

主治:劳伤虚损,食少,倦怠,反胃吐食,大便滑泄,虚咳喘促,自汗暴脱,惊悸,健忘,眩晕头痛,阳痿,尿频,消渴,妇女崩漏,小儿慢惊,及久虚不复,一切气血津液不足之证。

五、半夏

半夏,性味辛、温,有毒;归脾、胃、肺经。具有燥湿化痰,降逆止呕,消痞散结的功效。

主治:痰多咳喘,痰饮眩悸,风痰眩晕,痰厥头痛,呕吐反胃,胸脘痞闷,梅核气;生用外治痈肿痰核。姜半夏多用于降逆止呕。

六、当归

当归,性味甘、辛、苦、温;归肝、心、脾经。具有补血,活血,调经止痛,润燥滑肠的功效。

主治:血虚诸证,月经不调,经闭,痛经,癥瘕结聚,崩漏,虚寒腹痛,痿痹,肌肤麻木,肠燥便难,赤痢后重,痈疽疮疡,跌仆损伤。

七、芍药

芍药,性味苦、酸、微寒;归肝、脾经。具有养血和营,缓急止痛,敛阴平肝的功效。

主治:月经不调,经行腹痛,崩漏,自汗,盗汗,胁肋脘腹疼痛,四肢挛痛,头痛,眩晕。

芍药在现代临床中有白芍、赤芍之分,诸多医家认为张仲景所用之芍药多是赤芍而非白芍,临床可参。

八、川芎

川芎,性味辛、温;归肝、胆、心包经。具有活血祛瘀,行气开郁,祛风止痛的功效。

主治:月经不调,经闭痛经,产后瘀滞腥痛,癥瘕肿块,胸胁疼痛,头痛眩晕,风寒湿痹,跌仆损伤,痈疽疮疡。

九、牡丹皮

牡丹皮,性味辛、苦、凉、微寒;归心、肝、肾、肺经。具有清热,活血散瘀的功效。

主治:温热病热入血分,发斑,吐衄,温病后期热伏阴分发热,阴虚骨蒸潮热,血滞经闭,痛经,痈肿疮毒,跌仆伤痛,风湿热痹。

十、麦冬

麦冬,性味甘、微苦、寒;归肺、胃、心经。具有滋阴润肺,益胃生津,清心除烦的功效。

主治:肺燥干咳,肺痈,阴虚劳嗽,津伤口渴,消渴,心烦失眠,咽喉疼痛,肠燥便秘,血热吐衄。

十一、阿胶

阿胶,性味甘、平;归肝、肺、肾经。具有补血,止血,滋阴,润燥的功效。

主治血虚证,虚劳咯血,吐血,尿血,便血,血痢,妊娠下血,崩漏,阴虚心烦失眠,肺虚燥咳,虚风内动之痉厥抽搐。

十二、甘草

甘草,性味甘、平;入脾、胃、肺经。具有和中缓急,润肺,解毒,调和诸药的功效。

主治:炙用,治脾胃虚弱,食少,腹痛便溏,劳倦发热,肺痿咳嗽,心悸,惊痫;生用,治咽喉肿痛,消化性溃疡,痈疽疮疡,解药毒及食物中毒。

第二节 主要药物的作用机制

一、吴茱萸

《神农本草经》:主温中下气,止痛,咳逆寒热,除湿血痹,逐风邪,开腠理。

《名医别录》:主去痰冷,腹内绞痛,诸冷、实不消,中恶,心腹痛,逆气,利五脏。

《珍珠囊补遗药性赋》:咽嗌寒气噎塞而不通;胸中冷气闭塞而不利;脾胃停冷腹痛而不住;心气刺痛成阵而不止。

《本草纲目》:杀恶虫毒,牙齿虫蜃。

《日华子本草》:健脾通关节……治腹痛,肾气,脚气,水肿,下产后余血。

《本草经疏》:呕吐吞酸,属胃火者,不宜用。咳逆上气,非风寒外邪及冷痰宿水所致,不宜用。腹痛属血虚有火者,不宜用。赤白下痢,病名滞下,因暑邪入于肠胃,而非酒食生冷,停滞积垢者,不宜用。小肠疝气,非骤感寒邪,及初发一二次者,不宜用。霍乱转筋,由于脾胃虚弱冒暑所致,而非寒湿生冷干犯肠胃者,不宜用。一切阴虚之证,及五脏六腑有热无寒之人,法所咸忌。

考张仲景之用吴茱萸,上至巅顶,下彻四肢,上治呕逆,下治下利;所创吴茱萸汤应用广泛,吴茱萸用量多达一升,治肝胃虚寒,寒饮上逆之"呕而胸满"。温经汤中吴茱萸三两,配桂枝温养血脉,配生姜暖肝和胃,既能发阳明经气,又能散肝经寒邪,使当归、芍药、川芎、阿胶养肝血而不壅滞,止漏下而不留瘀,总以遵温养经脉的大原则。

二、桂枝

桂枝是解表药中的发散风寒药。功效为发汗解表,温通经脉,通阳化气。本汤证中,主要取其通阳之功,温化痰饮解小便不利之症,常与茯苓配伍应用。

桂枝证的舌象,张仲景未提及,根据临床经验,桂枝证多见舌质淡红或暗红,舌体较柔软,舌面湿润,舌苔薄白,著者称为"桂枝舌"。如舌红而坚老者,或舌苔厚腻而焦黄者,或舌质红绛而无苔者,则桂枝一般不宜使用。

张仲景使用桂枝有三个剂量阶段,大剂量(五两)治疗心悸动、奔豚气等;中等剂量(三四两)治疗腹痛或身体痛;小剂量(二两)多配伍麻黄治疗身体痛、无汗而喘等。所以桂枝用于心脏病必须量大,可用 12～15g,甚至高达 30g。

桂枝在《伤寒论》《金匮要略》中,常与甘草、茯苓配伍,主治气上冲感,如脐下悸、心下悸、气从小腹上冲胸等,如茯苓桂枝甘草大枣汤、茯苓泽泻汤、茯苓桂枝白术甘草汤;桂枝与甘草、麻黄相配伍,主治发热恶寒、无汗、身痛,如麻黄汤,大青龙汤;桂枝与甘草、附子配伍,主治身体疼痛、关节屈伸不利、恶风汗出,如桂枝去芍药汤、甘草附子汤;桂枝与芍药配伍,主治自汗出、气上冲、腹痛、羸瘦而悸者,如桂枝汤、小建中汤。张仲景在温经汤中用桂枝温上、中、下三焦,温通人体内外,温经散寒,通行血脉,和吴茱萸合用,助吴茱萸温通经脉,助心阳,温脾阳,温肾阳以驱寒邪,故与吴茱萸共为君药。

三、生姜

生姜与半夏配伍,主治恶心、呕吐、吐涎沫而不渴者,如小半夏汤;与橘皮配伍,主治呃逆、嗳气、恶心者,如橘皮汤。温经汤中生姜,为辛温之品,温里散寒,与半夏合用,温中和胃,以助生化,共为佐药。

生姜是解表药中的发散风寒药。功效为发汗解表、温中;止呕、解毒。可用治感冒轻症,为止呕要药,治疗胃寒呕吐,配伍半夏、黄连等,可治胃热呕吐。本汤证中,主要配半夏以止呕恶,且制半夏之毒。

生姜所主治的恶心呕吐,多伴有口内多稀涎,或吐出清水,患者口不干渴,甚至腹中有水声漉漉。生姜配大枣理虚和胃,一可增加食欲,以恢复体力,如桂枝汤类方必用姜枣,二可防苦药败胃。

生姜的用量,凡专用于呕吐者,量宜大,张仲景常用五两至半斤;若用于健胃理虚,则常用三两。生姜偏于呕吐,干姜偏于腹泻。

四、人参

人参是补虚药中的补气药。功效为大补元气,补肺益脾,生津,安神。既可用于久病气虚,又能用于急救虚脱,为补虚扶正的要药。补气作用较强,一般不用于实证。考张仲景时期的人参,为上党人参,今已绝种,现代医家多用党参代之。党参性味归经与人参同。除大补元气外,其他功效与人参似。既可补脾胃而益肺气,又能益气以补血,主要用于脾胃虚弱及气血两亏等证。又可用于虚实相兼之证,如虚火外感,可与解表药同用;体虚里实,可与攻下药配伍,都是用以扶正祛邪。本方证中,正是取参之扶正祛邪作用。

根据古代应用人参的经验,使用人参的客观指征有以下四个方面:第一是脉象,由大变小,由浮转沉,由弦滑洪大转为微弱;第二是体形,逐渐消瘦,古人所谓的虚羸,就是对身体极度消瘦的一种描述。消瘦之人,其上腹部才变得扁平而硬,所谓"心下痞硬"。第三是舌面,舌面多干燥,患者有渴感。根据经验,其舌苔多见光剥,舌体多瘦小而红嫩。第四是面色,面色萎黄或苍白,并无光泽,即为枯瘦。

张仲景用人参与半夏相配伍,主治呕吐或嗳气不止,心下痞硬,如大半夏汤、旋覆代赭汤;配伍麦冬和甘草,治疗大逆上气,咽喉不利,如麦冬汤;配伍石膏、知母主治身体热,大汗出,口大渴,如白虎加人参汤;另配伍生姜、甘草,或干姜,主治呕吐,下利,如半夏泻心汤、吴茱萸汤、理中汤。总而言之,张仲景用人参是用于气液不足所出现的虚损性肠胃症状,如不欲饮食,呕吐不止,心下痞硬,下利等,常于汗、吐、下后发生。温经汤中人参与甘草配伍,能益气补中而资生化之源,阳生阴长,气旺血充。与生姜配伍,温胃散寒,可治下利。温经汤方中人参与半夏相配伍,在此应是通降胃气而散结,有助于祛瘀通经。人参与麦冬配伍,可补脾胃气液,治疗阴血虚损所致的唇口干燥。

五、半夏

半夏是止咳化痰平喘药中的温化寒痰药。功效为燥湿化痰,消痞散结,降逆止呕。化痰力佳,为治各种痰症要药。降逆止呕良药。除适用于痰饮呕吐之外,与人参配伍尚可用于胃虚呕吐。生半夏有毒,多以生姜炮制。

张仲景善用半夏众所周知,配生姜治疗痰饮或胃寒呕吐,如小半夏汤、生姜半夏汤;配人参、白蜜治疗胃气虚呕吐,如大半夏汤;配人参、麦冬治疗胃气阴两虚,气逆呕吐,如麦冬汤;皆取半夏降逆调理气机之功。有研究指出去半夏而用温经汤者,出现鼻衄,加半夏则改善。此因上热不得下降,热因而逆上所致。张仲景温经汤用半夏,辛温入脾胃,可通降胃气而平冲降逆,治疗上燥下寒的征象,又与人参、甘草相配伍,健脾和胃,有助于祛瘀调经。

六、当归

张仲景在其著作中,配有当归的方主要用于治疗腹痛,尤其是妇人腹痛,兼治崩漏。主治妇女月经不调,崩漏下血,妊娠腹痛,胎动不安,产后虚羸,以及血虚受寒,手足厥冷等病证。如胶艾汤中运用当归的养血、补血、调经止痛之功来治疗妇女冲任虚损,崩漏不止,或妊娠腹痛,或妊娠下血,或产后下血不绝等;如当归芍药散运用当归养血安胎的作用来治疗妊娠腹痛;如当归散用于血虚有热的胎动不安等;如内补当归建中汤主治产后虚羸不足,腹中隐痛不已;如《伤寒论》当归四逆汤,治血虚受寒所致的手足厥冷,以及寒入经络,腰腹疼痛等。当归甘温补血养血,辛温散寒通脉,主血虚有寒证,最为相宜。治腹痛多配芍药,崩漏者多配阿胶、地黄,手足厥冷者多配桂枝、细辛。

七、芍药

芍药有解肌和营之功,张仲景常用芍药与桂枝相配伍,有调和营卫、解肌发汗的作用,如桂枝汤。张仲景用芍药治疗痛证的范围甚广,诸如各种性质的腹痛、痹痛、周身体痛、尤以肢体挛急性的疼痛为主,如芍药甘草汤。用芍药与附子或桂枝等辛热回阳之品配伍,可治阳微身痛,或中虚腹痛,动悸脉弱,如芍药甘草附子汤、芍药甘草桂枝汤。芍药还有养阴补血之功,与当归、阿胶配伍,适用于血虚、虚劳、妇科产后诸虚,如当归四逆汤。故温经汤中用当归、川芎、芍药,俱入肝经,能养血调经,活血祛瘀,而治血虚腹痛诸证。

八、川芎

川芎辛温香燥,走而不守,既能行散,上行可达巅顶;又入血分,下行可达血海,为血中之气药。活血祛瘀作用广泛,适宜瘀血阻滞各种病症;祛风止痛,效用甚佳,可治头风头痛、风湿痹痛等症。"《千金》内补当归建中汤条下有若无当归,以芎劳代之"的说法,所以其使用指征与当归相似,也是主治腹痛,兼治心下痛,头痛。如白术散,治心下毒痛;如酸枣仁汤治头痛不得眠。此知川芎所治的腹痛范围较广,可以涉及胸痛,甚至头痛。在温经汤方中的用法还是以腹痛为主。

九、牡丹皮

张仲景用牡丹皮治疗少腹痛而出血者,少腹部按之较硬且疼痛,其出血多为下部出血,如便血、尿血,尤其与妇人的月经相关,或崩中,或漏下,如温经汤、桂枝茯苓丸。如出血少而腹不痛者,则配伍阿胶、地黄,如黄土汤、胶艾汤;后世医家用牡丹皮取其"凉血而不留瘀,活血而不妄行"的功效,由此观温经汤用之,于大剂温药中反佐少量凉药,意在温经而不化燥,并可活血祛瘀血而退虚热,治疗瘀热所致的唇口干燥、烦热等症。

十、麦冬

麦冬善养肺胃之阴,而清虚热,可治疗肺胃阴虚引起的口干鼻燥。与半夏配伍,治胃阴不足引起的气逆咳嗽呕吐,咽喉干燥疼痛,如麦门冬汤、竹叶石膏汤;与人参、甘草配伍,主治虚劳羸瘦少气,如炙甘草汤、薯蓣丸。张仲景温经汤用麦冬,证见于"病下利,数十日不止"的老妇人,则其人羸瘦可知。故与人参、甘草配伍,养脾胃气阴,共治虚劳;与半夏配伍治疗肺胃气阴不足引起的气逆上燥之症。

十一、阿胶

张仲景使用阿胶,必见血证,如内补当归建中汤条下有"若去血过多,崩伤内衄不止,加地黄六两,阿胶二两"是阿胶用法的最明确的指示。血证又以便血、子宫出血、尿血为主。便血或先便后血,或为血便,多配黄芩、黄连,用量宜大,如白头翁加甘草阿胶汤、黄土汤;治子宫出血,多配当归、地黄,如胶艾汤、内补建中汤;治疗尿血多配伍滑石、猪苓,用量不宜过大,如猪苓汤。

此外阿胶是血肉有情之品,为补血要药。故遇虚劳诸不足,气血俱虚之人,多配人参、麦冬、甘草,如炙甘草汤、薯蓣丸。张仲景温经汤用阿胶,一则治"病下利,数十日不止"之证,二则固本求源,养肝血滋肾阴,滋阴润燥,养血而瘀自去。

第三节　温经汤的功效与主治

《金匮要略》温经汤可以说是张仲景以因虚、积冷、结气的理论基础,根据女性冲任虚寒兼瘀血内停的病理特点,创立的暖宫祛瘀、养血温通的方法,所以清代陈修园在《女科要旨》中说,心生血,肝藏血,冲、任、督三脉俱为血海,为月信之原,而其统主则惟脾胃,脾胃和则血自生,谓血生于水谷之精气也,若精血之来,前后、多少、有无不一,谓之不调,不调则为失信矣。因此把调理脾胃、温经散寒、行气活血等,参照女性生理特点和病理变化,结合临证病例,十二味药物组成的温经汤,对女性冲任虚弱、胞宫虚寒、气血亏虚所引起的月经先后期不调、月经量的多或是少、崩漏、痛经、闭经、不孕、癥瘕等妇科杂病均可治疗。所以,以顺其治疗因虚、积冷、结气的方法,而不泥组方的原则。

后世医家在本方基础上,临床辨治,灵活变通,随证加减,可说泛用无穷,对崩漏偏寒者吴茱萸重用,牡丹皮减量;崩漏偏虚者重用人参;崩漏偏热者牡丹皮重用,吴茱萸减量;崩漏偏瘀者加小茴香、附子,生姜改炮姜;闭经偏瘀甚者加桃仁、红花、丹参;闭经偏气虚者重用党参加黄芪;闭经偏血虚者加熟地黄、鸡血藤;痛经偏湿胜兼困倦乏力者加苍术、茯苓、鹿角霜;痛经偏寒凝者去麦冬、阿胶,加艾叶、乌药、小茴香;偏气虚者黄芪;偏瘀重者益母草、丹参。月经不调偏阳气虚者加附子;偏漏下色淡不止者去牡丹皮加艾叶、熟地黄;月经不调偏小腹冷痛甚者去牡丹皮、麦冬,加艾叶或肉桂;偏气虚者加黄芪、山药、茯苓、白术、党参。不孕而偏肾阳虚者去麦冬、牡丹皮可加淫羊藿、巴戟天、补骨脂、紫石英、仙茅、花椒、小茴香、艾叶、肉苁蓉、附子；偏肾阴虚者桂枝、吴茱萸可减量；偏下焦虚寒较重者减麦冬、牡丹皮，桂枝易肉桂，生姜可易干姜；偏输卵管不通、少腹气滞血瘀痛甚者加香附、乌药、丹参、水蛭、路路通。

第三章　源流与方论

第一节　源流

"感往昔之沦丧,伤横夭之莫救,乃勤求古训,博采众方,撰用《素问》《九卷》《八十一难》《阴阳大论》《胎胪药录》,并平脉辨证,为《伤寒杂病论》,合十六卷。"这是张仲景在序里的一段话,阐述了伤寒论的理论根源,首推《黄帝内经》。

1.《黄帝内经》的启示

依据张仲景原文,此条为一病历讨论:一个五十多岁妇人,几十天下利不止,傍晚就发热,小腹拘急不舒,自觉腹部胀满,手掌苦于热,唇口干燥。表面看似乎是脾胃的问题,似乎还一派热象,且不论是实热还是虚热,张仲景却回答说,此病属妇科的疾病。如此果断的回答是有依据的,《素问·上古天真论》:"女子……七七,任脉虚,太冲脉衰少,天癸竭,地道不通,故形坏而无子也。"本病例首句提出妇人年五十所,正是《黄帝内经》所论的天癸尽,任冲脉虚衰的时候,现代医学称为"围绝经期",这个时期的妇人身体发生很大的变化。又问何以故?张仲景回答为,曾经半产,瘀血在少腹不去。病机又复杂了一步,任冲脉衰而无力加上瘀血久留不去,正所谓"血不利则为水",下利的原因又有了一层深入。

后世有医家怀疑下利当为下血,有程云来、吴谦、陈修园等,还有《金匮要略》第五、第六、第七版教材皆认同。尤在泾、朱光被、曹颖甫分析有理,虽说各家学说各有其词,但是本文的后话不可忽略。"兼取崩中去血,或月水来过多,及至期不来",所以探究张仲景的原意,若是下血,后方何需多言?何需拿来讨论?亦有人认为,此下血为漏下,与方后语的崩血相对照。然而,第十二条,"妇人陷经,漏下,黑不解,胶姜汤主之",这才是关于漏下的原文,张仲景之文用竹简流传,字字珠玑,而且医圣的医道、文笔非常人所及,所以"下利"毋庸置疑!

《灵枢》最早称《九卷》,是张仲景学医治病的熟读经书。《灵枢·经脉》:"黄帝曰:人始生,先成精……经脉者,所以能决死生,处百病,调虚实,不可不通。"《灵枢·经别》:"夫十二经脉者,人之所以生,病之所以成,人之所治,病之所以起,学之所始,工之所止也,粗之所易,上之所难也。"张仲景对经络的研究和运用可谓深入浅出。

"脾足太阴之脉……食不下……心下急痛,溏瘕泄……""肾足少阴之脉……口热舌干,咽肿上气,嗌干及痛……肠……""肝足厥阴之脉……妇人少腹肿,甚则嗌干,面尘脱色……胸满,呕逆,飧泄……""肺手太阴之脉……掌中热……""心手少阴之脉……嗌干……掌中热痛……""心主手厥阴心包络之脉……手心热……掌中热……""胃足阳明之脉……胃中寒则胀满……"由此可见,热非实热,为阴虚之热,寒为肝脾肾之虚寒,故下利,外加曾经半产瘀血阻滞,新血难生,津液难布,加重肺胃阴虚,导致口唇干燥,最终为上燥下寒的征象。

2.《难经》的启示

第二十八难曰:"任脉者,起于中极之下,以上毛际,循腹里,上关元,至喉咽。冲脉者,起于气冲,并足阳明之经,夹脐上行,至胸中而散也。带脉者,起于季胁,回身一周……其受邪气,畜则肿热,砭射之也。"任脉为"阴脉之海",冲脉为"十二经之海""血海",带下病主要责之冲、任二脉。而冲脉的交会穴有会阴、阴交(任脉),气冲(胃经),横骨、大赫、气穴、四满、中注、盲俞、商曲、石关、阴都、通谷、幽门(肾经)。

第二十九难曰:"冲之为病,逆气而里急……任之为病,其内苦结,男子为七疝,女子为瘕聚。带之为病,腹满,腰溶溶若坐水中。"可见,冲、任二脉息息相通,带脉约之,且冲脉与足阳明胃经、足少阴肾经交会紧密联系。临床上,张仲景灵活运用,冲任带的病大都从胃经入药平冲降逆、温肾经以补冲任。

3.《神农本草经》的启示

吴茱萸三两为君药,"主温中下气,止痛,咳逆寒热,除湿血痹,逐风邪,开腠理"。药性为辛、苦、热,有小毒;归肝、脾、肾三经;功能散寒止痛,降逆止呕,助阳止泻。此一药温三经,既散肝肾之寒,温通冲任,又温脾益肾,解决下利的根本问题,还解决了寒凝不通之痛;接着张仲景用当归、川芎、芍药(四物去熟地黄)为臣,补血活血兼缓急止痛,解决了不荣之痛和化瘀的问题;血药之后配伍气药人参,补五脏,安精神,定魂魄,止惊悸,除邪气,明目,开心益智,气行则血行;张仲景巧用桂枝在《金匮要略》《伤寒论》中温上、中、下三焦,温人体内外,调和阴阳营卫,此处桂枝为臣,助吴茱萸温通经脉,助心阳、温脾阳、温肾阳、散寒邪;阿胶是血肉有情之品,补血要药,主心腹内崩,劳极洒洒如虐状,腰腹痛,四肢酸痛,女子下血,安胎。本品黏腻碍胃,加上冲脉本虚寒,逆气冲胃,故选生姜固护胃体保其运化,补而不壅;张仲景善用半夏众所周知,如配生姜治疗痰饮或胃寒呕吐的小半夏汤,配人参、白蜜治疗胃气虚呕吐的大半夏汤;配人参、麦冬治疗胃阴虚呕吐……皆取半夏降逆调理气机之功。

第二节　古代医家方论

巢元方

妇人年五十所,病下利,数十日不止,暮发热,小腹里急痛,腹满,手掌烦热,唇口干燥。此因曾经半产,瘀血在小腹不去,此疾必带下。所以知瘀血者,唇口燥,即是其证。(《诸病源候论》)

孙思邈

崩中下血,出血一斛,服之即断,或月经来过多,及过期不来者,服之亦佳。(《备急千金要方》)

王 焘

温经汤,疗崩中去血一斗,服之即断,月水过期不来者,服之亦佳方。吴茱萸三两,麦门冬一升(去心),半夏八两,当归、川芎、人参、芍药、牡丹、桂心、阿胶(炙)、生姜、甘草各二两(炙)。上十二味,切,以水一斗,煮取三升,分服。(《外台秘要》)

太平惠民和剂局:温经汤,治冲任虚损,月候不调,或来多不断,或过期不来,或崩中去血,过多不止。又治曾经损娠,瘀血停留,少腹急痛,发热下利,手掌烦热,唇干口燥。及治少腹有寒,久不受胎。阿胶(蛤粉碎炒)、当归(去芦)、川芎、人参、肉桂(去粗皮)、甘草(炒)、芍药、牡丹皮各二两,半夏(汤洗七次)二两半,吴茱萸(汤洗七次,焙,炒)三两,麦门冬(去心)五两半。上为粗末。每服三钱,水一盏半,入生姜五片,煎至八分,去渣,热服,空心,食前服。(《太平惠民和剂局方》)

佚 名

温经汤,治妇人曾经小产,成带三十六病,腹胀,唇口干,日晚发热,小腹急痛,手足烦热,大肠不调,时泄利,经脉不匀,久不怀妊方。(《产宝诸方》)

王 璆

正经汤,熟干地黄(半两),人参、桂心、半夏(汤洗七次)、白芍药、牡丹皮、阿胶、麦门冬、当归(各二钱半),吴茱萸(汤洗七次,二钱)。上为粗末,每服三钱,水一中盏,生姜五片,煎至七分。温经汤有川芎、甘草,无熟干地。(《是斋百一选方》)

齐仲甫

温经汤,治冲任虚损,月候不调,或来多不断,或过期不来,或崩中去血,过多不止。又治曾经损孕,瘀血停留,少腹急痛,发热下利,手掌烦热,唇干口燥,及少腹有寒,久不受胎。丹皮、阿胶(碎炒)、当归(去芦)、人参(去芦)、川芎、甘草(炒)、肉桂(去粗皮)、芍药各二两,吴茱萸三两,半夏(汤洗七次)二两半,麦门冬(去心)五两半。上为粗末,每服三钱,水一盏半,生姜五片,煎八分,去滓,空心,食前热服。(《女科百问》)

吴道源

大凡妇人经闭,气不调和,因而血不流转故也。故调经须以理气为先,亦有血海虚寒,小腹冷痛者是,宜服大温经汤。

大温经汤:鹿茸、香附、沉香、白术、陈皮、熟地、当归、白芍、川芎、吴茱萸、小茴、茯苓、元胡、人参、甘草。

亦有冲任虚衰,小腹有寒,月水过期,不能受孕者,大温经汤主之。(《女科切要》)

陈修园

温经汤,治经闭或经行过多,或崩漏不止,或久不受胎,统名带下。吴萸三两,当归、川芎、芍药、人参、桂枝、阿胶、丹皮、甘草各二两,生姜三两(一本二两),半夏半升(一本一升),麦冬一升。上十二味,以水一斗,煮取三升,分温三服。亦主妇人少腹寒,久久不受胎,及过期不来。(《女科要旨》)

方中当归、芎藭、芍药、阿胶,肝药也;丹皮、桂枝,心药也;吴茱萸,肝药亦胃药也;半夏,胃药亦冲药也;麦门冬、甘草,胃药也;人参,补五脏;生姜,利诸气也。病在经血,以血生于心,藏于肝也。冲为血海也,胃属阳明,厥阴冲脉丽之也。然细绎方意,以阳明为主,用吴茱萸驱阳明中土之寒,即以麦门冬滋阳明中土之燥,一寒一热,不使偶偏,所以谓之温也。用半夏、生姜者,以姜能去秽而胃气安,夏能降逆而胃气顺也。其余皆相辅而成温之之用,绝无逐瘀之品,故过期不来者能通之,月来过多者能止之,少腹寒而不受胎者并能治之,统治带下三十六病,其神妙不可言矣。(《金匮方歌括》)

沈金鳌

大温经汤,治冲任虚损,月候不调,或来多不已,或过期不行,或崩中去血过多,或胎产瘀血停留,小腹急痛,五心烦热,并皆治之。但此温剂,内冷者宜。当归、川芎、人参、阿胶、桂心、白芍(炒)、淡吴萸、丹皮、炙草各一钱,麦冬二钱,半夏二钱半,姜五片。食前,稍热服。(《妇科玉尺》)

张璐

温经汤《金匮》,治经水不调、崩带及唇口干燥,并治经阻不通、咳嗽、便血,此肺移热于大肠也。四物汤去地黄,加阿胶、甘草、人参、肉桂、吴茱萸、牡丹皮、麦门冬、半夏、生姜。更加白术,名大温经汤。此方本胶艾汤而立,以虚火上炎,唇口干燥,故用麦冬;浊湿下渗,不时带下,故用半夏。若无二证,不必拘执成方也。(《医通祖方》)

徐忠可

药用温经汤者,其证因半产之虚,而积冷气结,血乃瘀而不去,故以归、芍、芎调血;吴茱、桂枝以温其血分之气而行其瘀;肺为气主,麦冬、阿胶以补其本;土以统血,参、甘以补其虚;丹皮以去标热(丹皮亦能行血)。然下利已久,脾气有伤,故以姜、半正脾气。名曰温经汤,治其本也。唯温经,故凡血分虚寒而不调者,皆主之。(《金匮要略论注》)

程　林

妇人有瘀血,当用前证下瘀血汤,今妇人年五十,当天癸竭之时,又非下药所宜,故以温药治之,以血得温即行也。经寒者,温以茱萸、姜、桂;血虚者,益以芍药、归、芎;气虚者,补以人参、甘草;血枯者,润以阿胶、麦冬;半夏用以止带下,牡丹用以逐坚症。十二味为养血温经之剂,则瘀血自行而新血自生矣,故亦主不孕崩中,而调月水。(《金匮要略直解》)

魏荔彤

盖带下之故,成于瘀血,而瘀之故,由于曾经半产,胎未满足,有伤而堕。其人阳盛则易致于崩漏,阴盛则易成乎邪瘕,瘀血在少腹,久留不去,迨年齿已衰,积瘀成热,伤阴分,发邪火,与经血方行之少妇经闭作热,理无二也。其外证必见唇口干燥,唇口为津液征验,津液之亏,干燥必甚,不治将与脉数无疮,肌若鱼鳞,渐成危迫之证无异也。知之早,斯可以预图之,主以温经汤,开散瘀血为主治。而瘀血之成,成于阴盛,故用吴茱萸之辛温,以引芎䓖、芍药、丹皮、阿胶入阴血之分,补之正所以泄之也;加人参、桂枝、生姜、甘草、半夏群队阳性之药,以开阴生阳,温之即所以行之也;再加麦冬以生津治标。洵阴阳本末兼理之法也。方后云:妇人少腹寒,久不受胎,兼崩中去血,或月水之来过期,及至期不来,俱主之。可见经水之来去失度,悉关血分之寒热,而血分之寒热,实由气分之虚实。方中以补气为调血,以温经为行瘀,较之时下滋阴养血之四物汤、破瘀行气之香附丸,义理纯驳粲然矣。竟有不知瘀血阴寒,而妄施攻下者,则又下工之下者也。(《金匮要略方论本义》)

第三节　现代医家方论

　　民国江南医家曹颖甫《金匮发微》中论述温经汤的适应证、功效及方药指出:据《内经》女子七七四十九而天癸绝,则妇人年五十所而病下利,数十日不止,似与月事无关,但营气夜行于阳,今病者暮即发热,病在血分可知,加以少腹里急,则瘀当在膀胱血海,腹满为脾湿下陷,手掌烦热,唇口干燥,脾精不得上行之象也。以病源论,当用大黄䗪虫丸;以现状论,当用附子理中丸,然则师何以指为带下证? 所用者乃为温经汤,治远因而不据近因,不可不求其故也。盖带下之证,寒湿下注而浮阳上升,下寒故少腹急,上燥故唇口干。盖此妇旧有淋浊,少腹常急,唇口常燥。究其远因,则以曾经半产,少腹留积败血,久而腐化,乃下白物,寒湿从之,历年不愈,津液下渗,故唇口燥;积瘀不尽,故少腹急。此二证,为未经下利时所恒有。今淋沥中止而病下利,知其血寒湿胜,陷入大肠,瘀血业经腐烂,故不用大黄䗪虫丸;病不在中而在下,故不用附子理中汤;用温经汤者,推其原以为治也。方中芎、归、芍、胶、丹皮,以和血通瘀,桂枝以达郁而通阳,生姜、半夏以去水,麦冬、人参、甘草以滋液而润上燥,吴茱萸疏肝燥脾、温中除湿,故不治利而利可止也。予按:此为调经总治之方,凡久不受胎,经来先期、后经,或经行腹痛,或见紫黑,或淡如黄浊之水,施治无不愈者。曾记寓华庆坊时,治浦东十余年不孕之妇,服此得子者六七家,江阴街四明范姓妇亦然,此其成效也。

　　经方家胡希恕认为温经汤的应用面很广,并不限于此证。以其含有芎归胶艾汤、当归芍药散、吴茱萸汤、麦门冬汤诸方义及诸方的合并证,即本方的适应证。证情相当复杂,宜参照各方证而活用之,即可不误。既用吴茱萸汤去大枣加桂枝降逆止呕以驱胃之寒,又用麦门冬汤去大枣滋枯润燥以补胃之虚,另以当归、川芎、芍药、阿胶、丹皮行瘀和血以调经脉。胃为生化之本,气血之源,胃气利则津血生,此为生新祛瘀兼备的治剂。故带下崩中、月事不调、久不受孕者,并皆主之。

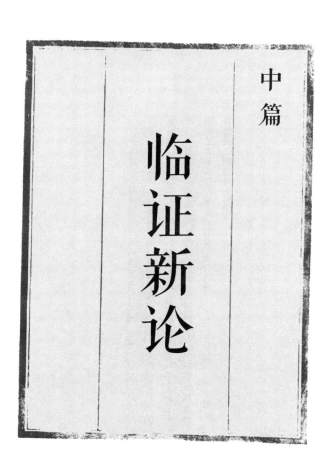

中篇

临证新论

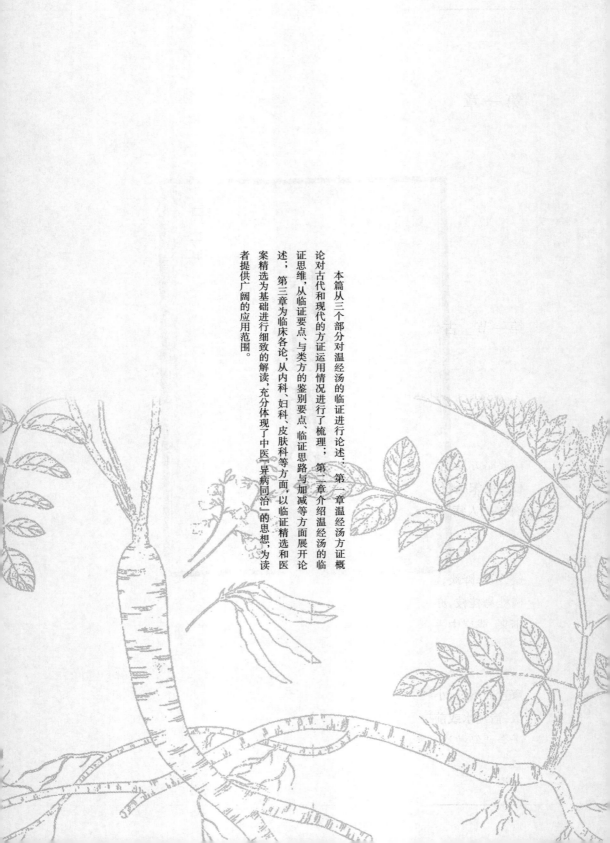

本篇从三个部分对温经汤的临证进行论述：第一章温经汤方证概论对古代和现代的方证运用情况进行了梳理；第二章介绍温经汤的临证思维，从临证要点、与类方的鉴别要点、临证思路与加减等方面展开论述；第三章为临床各论，从内科、妇科、皮肤科等方面，以临证精选和医案精选为基础进行细致的解读，充分体现了中医「异病同治」的思想，为读者提供广阔的应用范围。

第一章　温经汤方证概论

第一节　古代临证回顾

　　《金匮要略》为中医临床经典著作,为东汉张仲景所撰,为《伤寒杂病论》的一部分。《伤寒杂病论》因汉末之后历史上长年的战乱而隐佚,后晋代王叔和得《伤寒杂病论》稿而将伤寒部分独立成《伤寒论》一书。杂病部分未在当世流通。直到北宋仁宗时代,在翰林院所保存的残卷中,发现有《金匮玉函要略方》三卷,上卷为伤寒,中卷论杂病,下卷载其方。后在与林亿等人所校订之宋版《伤寒论》比较核对下,朝臣将宋版《伤寒论》未有的"杂病""方剂""妇人病"部分单独取出,并引用其他医书为参考补足,而成《金匮要略》一书。

　　温经汤在《血证论》里称为小温经汤,书中论述此为调经第一方,行血消瘀,散寒降痰,温利而不燥烈,为去瘀之妙药。在《太平惠民和剂局方》中,以肉桂易桂枝,亦称为温经汤,治疗冲任虚损,月经不调,或来多不断,或过期不来,或崩中去血,过多不止。又治曾经损娠,瘀血停留,少腹急痛,发热下利,手掌烦热,唇干口燥。及治少腹有寒,久不受胎。此方又名大温经汤,《医宗金鉴》:"凡胞中虚寒,一切经病,皆因经水来多,胞虚受寒所致,或因受寒过期不行,小腹冷痛者,宜用大温经汤。"《仁斋直指方论》中称此方为调经散,治经水或前或后,或多或少,或逾月不至,或一月而来。《万病回春》称之千金调经散治妇人经水不调,或曾经小产,或带下二十六病,腹痛口干,或发热、小腹痛急、手足烦热、六腑不调、时时泄血、经水不调、久不怀孕。

除《金匮要略》温经汤外，后世医书亦记载了数方组成不同，但同名为温经汤的方剂。《备急千金要方》中记载温经汤一方，主治妇人小腹痛，组成：茯苓、芍药、土瓜根、薏苡仁。《校注妇人良方》中，亦有一方名温经汤，其组成为：当归、川芎、芍药、桂心、莪术、牡丹皮、人参、牛膝、甘草。功专温经散寒，活血化瘀。治寒气客于血室，以致血气凝滞，脐腹作痛，其脉沉紧。《医学入门》中，此方又名大温经汤，治寒气客于血室。宋朝《圣济总录》中，记载了两方名为温经汤，一方组成为附子、杜仲、牛膝、干姜、桂、续断、补骨脂，治肾虚胀，寒气不宣利，上攻腹内及背腰脊髀痛。另一方组成为：白茯苓、芍药、土瓜根、牡丹、丹砂、薏苡仁。主治妇人月水来，腹内疼痛，不可忍。《万氏女科》中亦有温经汤一方，组成为陈皮、半夏、生地黄、川芎、白芍、红花、秦皮、乌药、香附、木通、青皮、归身尾，易能成孕。《罗氏会约医镜》内有一方温经汤，主治一切血寒后期者，组成为当归、川芎、炮姜、白芍。《胎产新书·女科秘要》中记载温经汤一方，组成为归尾、川芎、赤芍、肉桂、桂枝、莪术、补骨脂、小茴、牛膝、甘草，主治妇人石瘕症。在数方温经汤中，现今临床上最广泛被使用的为《校注妇人良方》温经汤及《金匮要略》温经汤，《校注妇人良方》温经汤亦称小温经汤，《金匮要略》温经汤在临床使用上，若下焦虚寒重者，常以肉桂易桂枝，称为大温经汤。

关于温经汤证条文"妇人年五十所，病下利，数十日不止，暮即发热，少腹里急，腹满，手掌烦热，唇口干燥，何也！师曰：此病属带下。何以故！曾经半产，瘀血在少腹不去。何以知之，其证唇口干燥，故知之。当以温经汤主之"的解释，历代医家有非常精彩的阐述。然对于"下利"一词，有应为"下血"一说的争议，在《桂林古本伤寒杂病论》中的条文乃是写道"病下血数十日不止"。而李彣曰："妇人年五十，则已过七七之期，任脉虚，太冲脉衰，天癸竭，地道不通时也。所病下利，据本文带下观之，当是崩淋下血之证。盖血属阴，阴虚故发热，暮亦属阴也。任主胞胎，冲为血海，二脉皆起于胞宫，而出于会阴，正当少腹部分，又冲脉挟脐上行，故任冲脉虚，则少腹里急，有干血，亦令腹满。《内经》云，任脉为病，女子带下瘕聚是也。手背为阳，手掌为阴，乃手三阴经过脉之处，阴虚，故掌中烦热也。阳明脉挟口环唇，与冲脉会于气街，皆属于带脉。《难经》云：血主濡之。以冲脉血阻不行，则阳明津液衰少,不能濡润,故唇口干燥。断以病属带下,以曾经半产,少腹瘀血不去,则津液不布,新血不生,此唇口干燥之所由生也。"

吴谦等在《医宗金鉴》写道:"妇人年已五十,冲任皆虚,天癸当竭,地道不通矣。今下血数十日不止,宿瘀下也。五心烦热,阴血虚也;唇口干燥,冲任血伤,不上荣也;少腹急满,胞中有寒,瘀不行也。此皆曾经半产崩中,新血难生,瘀血未尽,风寒客于胞中,为带下,为崩中,为经水愆期,为胞寒不孕。均用温经汤主之者,以此方生新去瘀,暖子宫补冲任也。"李彣、吴谦等人皆认为张仲景在此所说的下利并非后阴下利,乃是指前阴下血。温经汤组成为:吴茱萸三两,当归、川芎、芍药、人参、桂枝、阿胶、丹皮、甘草各二两,生姜三两,半夏半升,麦冬一升。方中吴茱萸、桂枝温经散寒,通利血脉,当归、白芍、川芎养血去瘀,阿胶滋阴润燥,麦冬养阴清热,牡丹皮清热凉血,人参、生姜、甘草、半夏益气和胃。整方组成以温经散寒、养血益气补虚为主。然张仲景在条文明确指出此证病因为瘀血在少腹,对此历代医家亦做了完整的说明。李彣曰:"《内经》云,血气者,喜温而恶寒,寒则凝涩不流,温则消而去之。此汤名温经,以瘀血得温即行也,方内皆补养气血之药,未尝以逐瘀为事而瘀血自去者,此养正邪自消之法也。故妇人崩淋不孕,月事不调者,并主之。"

然而对于温经汤的组成,亦有些争论,在《桂林古本伤寒杂病论》中的温经汤组成并无麦冬、半夏。一般认为条文中的"暮则发热""手掌烦热,唇口干燥",乃是阴虚津亏,虚热所致,以麦冬滋阴润燥,配伍半夏运脾燥湿散水以防治津液壅滞之患。然而条文中的"暮则发热""手掌烦热,唇口干燥"亦可以是瘀血造成津液不布所致,并非因津液不足所造成,若由此解释,半夏、麦冬的存在,却似与温经汤所主病症的病机不合。不过陈修园的《女科要旨》指出麦冬、半夏在此之用以入阳明为主,阳明之脉,以下行为顺,上行为逆;冲任之脉,隶于阳明,治阳明即治冲也,降阳明之气所以降冲脉,通冲脉以助祛瘀调经,麦冬、半夏在温经汤整体配伍中,有其绝妙之处。

在临床上温经汤广泛用于冲任虚寒而兼有血瘀之象的多种妇科疾患,包括月经不调、经痛、更年期综合征、不孕症等。然在辨证论治的基础下使用异病同治的观念,温经汤的使用早已突破妇科杂病的使用范畴,广泛用于内科的许多疾病。

古今中医对《金匮要略》温经汤的认识。

《素问·上古天真论》曰："女子……七七,任脉虚,太冲脉衰少,天癸竭,地道不通,故形坏而无子也。"妇人近五十岁左右,气血已衰,冲任不充,经水应止。今复下血月余不止,乃属崩漏之疾,并由冲任虚寒,曾经半产,瘀血停留于少腹所致。瘀血停留于少腹故有腹满里急,或伴有刺痛,拒按等症。漏血数十日不止,阴血必耗损,以致阴虚生内热,故见暮即发热,手掌烦热等症。瘀血不去则新血不生,津液失于上润,故见唇口干燥。证属下元已亏,冲任虚寒,瘀血内停而致漏下。止血而有瘀血内阻,行瘀又有下血不止,散寒而有血燥于上,润燥又有虚寒于内,如此错杂,张仲景创"温经"一法,温养血脉,使阴阳相得,冲任和调,虚寒得补,瘀血得行,则下血自止。温经汤用吴茱萸、生姜、桂枝温经散寒暖血;阿胶、当归、川芎、芍药、牡丹皮养血和营行瘀;麦冬、半夏润燥降逆;甘草、人参补益中气。诸药合用,具有温补冲任,养血行瘀,扶正祛邪的作用。

《金匮要略》温经汤又名大温经汤,为张仲景妇科杂病名方之一,在古今中医妇科广泛被应用,为一张多功能的方子,历代医家受张仲景《金匮要略》温经汤的方义影响而衍生出了不少同名或异名类方,如《妇人良方大全》温经汤组成为当归、川芎、芍药、桂心、牡丹皮、莪术各半两,人参、甘草、牛膝各一两。若经道不通,绕脐寒疝痛彻,其脉沉紧。

《太平惠民和剂局方》中温经汤与《金匮》温经汤药物大体相同,仅在煎服法上有区别,《金匮要略》温经汤要求水煎、分温三服,而《太平惠民和剂局方》温经汤要求生姜后下,热服且是空腹服,其义在于取生姜辛散之力,加强全方温经散寒之功。另外《证治准绳》《校正济阴纲目》皆有温经汤之方出现,其组方思想根源于《金匮》温经汤。

本方为妇科要方,故历代医家极为推崇。唐代孙思邈《备急千金要方》说:"崩中下血,出血一斛,服之即断。或月经来过多,及过期不来者,服之亦佳。"清代陈修园《女科要旨》指出:"《金匮》温经汤一方,无论阴阳、虚实、闭塞、崩漏、老少,善用之无不应手取效。"

李彣《金匮要略广注》曰:"此汤名温经,以瘀血得温即行也。方内皆补养气血之药,未尝以逐瘀为事而瘀血自去者,此养正邪自消之法也。故妇人崩淋不孕,月事不调者,并主之。"吴谦《医宗金鉴》曰:"此皆曾经半产崩中,新血难生,瘀血未尽,风寒客于胞中,为带下,为崩中,为经水愆期,为胞寒不孕。均用温经汤主之者,以此方生新去瘀,暖子宫补冲任也。"

经方学者黄煌认为《金匮要略》温经汤包含了当归四逆加吴茱萸生姜汤去细辛、通草与大枣;包含了胶艾汤去地黄、艾叶;包含了桂枝茯苓丸去桃仁、茯苓;包含了麦门冬汤去粳米、大枣;还包含了半夏当归芍药散。以药测证,温经汤证当有当归四逆加吴茱萸生姜汤的"内有久寒"证;当有胶艾汤的下血证;当有桂枝茯苓丸的瘀血证;当有麦门冬汤的"火逆上气"证;也当有当归芍药散的血虚证而无水停证。病变在血分,既有血虚,又有血瘀,还有血燥津枯,既有下寒之冷,又有上火之热。既是错杂之证当然也离不开复合之方。

从《金匮要略》温经汤的原文论述,临床应用于多种妇科疾病,如月经病、妊娠病及不孕不育症等,本文重点论述《金匮要略》温经汤治疗不孕不育症,有是证即用是方。

第二节　温经汤组方特点分析

温经汤证的病机特点主要在虚、寒、瘀。纵观整张方剂,温经散寒、祛瘀养血为组方的整体思路,适用于冲任虚寒、瘀血阻滞的多种妇科病症。

1. 重于"温"——温经而散寒凝(温通与温养并重)

本证错综复杂,止血又恐瘀血内阻,化瘀又怕下血不止,温阳散寒又恐燥热难耐,滋阴润燥又怕虚寒加重。张仲景在《素问·调经论》"血气者,喜温而恶寒,寒则泣不能流,温则消而去之"的思想基础上,自创"温经"一法。《临证指南医案》云:"此温字,乃温养之义,非温热竞进之谓。"认为"桂枝入心经走血分,暖营血化寒凝,吴茱萸入肝、肾、脾、胃四经,温脾胃降逆止呕,暖厥阴温经散寒,二药于人参、甘草、半夏、生姜等健脾补气之中,缓温助土,凝化脉通,阴霾自散"。方中吴茱萸辛、苦、热,辛可疏畅气机,苦可降泄血中之瘀,热可驱散血中之寒邪。方中吴茱萸辛、苦、热,入肝、脾、胃、肾四经。桂枝"入肝家而行血分,走经络而达营郁"(《长沙药解》),与甘草相合又可辛甘化阳,增强温经通脉之效。吴茱萸和桂枝共为君药,可温通经脉、温肾阳、暖脾阳,血得温则行,血行则瘀自消。方中当归、阿胶、芍药、麦冬共用,滋阴养血之力层层加强,体现了温中有养,温阳结合,寓通先充的思想。药物虽只有四味,但各有特点。当归性温,味甘、辛、苦,归肝、心、脾三经。《本草新编》谓之:"可升可降,阳中之阴,无毒。虽有上下之分,而补血则一。入心、脾、肝三脏。但其性甚动,入之补气药中则补气,入之补血药中则补血。"其甘温补血,辛温散寒通脉,对本证血虚有寒之证,颇为适宜。阿胶为血肉有情之品,性味甘平,入肺、肝、肾三经,养血滋阴之力强。麦冬性味甘、微苦、微寒,归心、肺、胃三经,可养阴生津,并且在大对温药中反佐少量寒凉之品,又兼防温药伤津之弊。芍药性味苦、酸、微寒,归肝、脾经,有养血调经,敛阴止汗、柔肝止痛、平抑肝阳之功效,《日华子本草》称其"主女人一切病"。芍药与甘草相配,酸甘化阴;芍药与当归相配,"补血和血之力强,且肝血同治,性平稳,为妇科医家常用之品"。

2. 着眼"补"——健脾益气以助化源

《灵枢·五音五味》云:"妇人之生,有余于气,不足于血,以其数脱血也。"方中不仅运用当归、芍药、阿胶和麦冬直接滋阴养血,还运用人参、甘草、生姜、半夏强健脾胃以资气血生化之源。《女科要旨》说:"然细绎方意,以阳明为主……半夏用至半升,生姜用至三两者,以姜能去秽而胃气安,夏能降逆而胃气顺也。"尤其是半夏的使用,在阿胶、芍药、麦冬、人参、甘草等滋补药中,配伍辛温开通至半夏和胃运脾,既可使补而不滞,又借其能鼓舞胃气,使补气养血药更好地发挥作用。又以半夏通降阳明胃气有助于通冲任,通冲任则可助祛瘀调经。气能生血,血生于阳明,方中以人参、甘草补中益气,半夏、生姜调理脾胃,共资气血生化之源。

3. 佐以"通"——不忘祛瘀生新

张仲景用祛瘀法治疗妇女月经量多甚或崩漏的思想源于《黄帝内经》。《素问·腹中论》"四乌鲗骨一蘆茹二物并合之"以乌贼骨和茜草配合,相反相成,开祛瘀止血之先河。《血证论》亦明确指出:"故凡血证,总以去瘀为要。"本方中用当归、川芎、牡丹皮以活血化瘀。从用药剂量上来看,力量比较弱,这从反面证明了张仲景遣方思路为化瘀重在温通。

第三节　现代临证概述

温经汤,顾名思义,专为温通经脉而设,为女科常用,而温经汤之"经"亦为"月事""月经"之经,现代临证运用温经汤的基础是梳理妇科"经"的特点,即"月事"的特点,以下分 3 个方面进行分析。

1. 天癸为妇女月事之总根

冲脉和任脉同时皆起于胞中,人身的血海,统称为胞,化一切女性的月经之事都是以血为主的,血是在阳气的推动之下,女性月经运行,才能有准确的周期。气血在运作的周期中,从开始积蓄一直到盛满,当阴血盛满的时候,自然而顺应周期而下,因此称为月经,所以月经又以月事而得名,而一般上,妇女月经周期以 28 天为计算称准,月事的周期中,气血运行从开始积蓄一直到盛满,依赖于天癸。天癸让医者意识到,人体阳气根本,又与肾阳有密切的关系,而脾胃之气又同时仰赖于肾阳之气,李改非亦在其"张景岳《妇人规》学术思想浅探"中讲述道"论经病多主虚,终归脏腑冲任""明带下有六因,总由命门不固"。

2. 妇女月事周期取决于脾胃运行

月事是否是有又或者是无,或者是来多又或者是来少,又或者是来迟又或者是来早,又或者是现代医学当中所出现的闭经、崩漏、月经不调导致先期或后期、不调中又导致不孕症的发生和月经不调导致痛经等,清代医学家陈修园在其《女科要旨》里,提到妇女月事的一切治疗的根本,都是包括在"信"字当中,即是说,它的关键是在于是否运作有期,在其全书中亦有提到,运作的周期有赖于心生血,肝藏血,冲任督三脉都同时俱为血海,三者为月经运作中的开始与终结,而脾胃和则血当自生,又因为血生于水谷之精气,胃属于阳腑而主受纳,与脾脏相表里,脾属于阴土,是五脏运行的总括和重要指标,运行周期得满则应期而下,那么月经的周期运行就不会有误期了。

3. 阳气不足导致妇人之病

妇人之病不论是发病初期,又或是久病致虚者,也多由于阳气的不足所以生寒,因为气寒所以导致血寒而冷浸不去,导致了积气,著而为不行而结气,当胞口因此为寒所伤者,它从外而传于内,又或者从内而达外,渐渐导致经络的运行而受阻,经水的源头因此而受损,导致了病变无穷,若已客寒于少腹者,将促使妇女久久而不能受胎,更兼崩中去血,或使月水来过多,或至期不来,可以确为其病在下焦的肾脏,使阴中掣痛至少腹恶寒,或上引腰脊,下根气街,气冲急痛。如古人所说,盖以肾脉为阴之部,而冲脉与少阴之大络,两者皆起于肾也。

第四节　多方合用

寒温并用的温经汤由 12 味药物组成,以温经散寒、养血祛瘀为主。在方药组成上医家提出疑义的主要有两点,一是配伍半夏,丹波元简在《金匮玉函要略述义》中提出"此方半夏,其旨难晰";夏锦堂亦说"方中用半夏,颇为费解"。李为民等认为半夏在该方的配伍意义在于和胃运脾,降胃气、通冲任以调经,燥湿散水以防津液之壅。二是为何方中还配伍寒凉药如牡丹皮、麦冬？对此,不少注家从温经汤主治冲任虚寒,兼瘀血内停病证来分析,认为方中吴茱萸、桂枝、生姜、半夏等均是温热药,因温热药易伤阴津,所以酌情配伍牡丹皮、麦冬,兼防温热药伤津。王绵之则认为温经汤主治血中虚寒、实热全有,方中的麦冬滋阴润燥清热,牡丹皮清血中火,又能行血。夏桂成指出,应用本方治疗更年期疾病,患者大多数表现上热下寒,即上则胸闷烦躁、潮热汗出、唇干口燥,下则小腹作冷、大便溏泄,所以温经汤虽以温阳祛寒为主,但仍加入牡丹皮、麦冬以清上热。由此可以认为,温经汤证并非单纯的冲任虚寒、瘀血阻滞证,而是针对寒热错杂、虚实并存的病证,包括寒(冲任虚寒)、瘀(瘀血阻滞)、虚(气血不足)、热(瘀热虚热)。因此,温经汤的组方用药特点体现了以温为主,温中寓养,活血祛瘀,气血双补,寒热并用。

合方之妙。温经汤证是寒热错杂、虚实并存之证,论治当然也离不开复合之方。黄煌分析,温经汤包含了当归四逆加吴茱萸生姜汤去细辛、通草与大枣,胶艾汤去生地黄、艾叶,桂枝茯苓丸去桃仁、茯苓,麦门冬汤去粳米、大枣,还包含了当归芍药散一半药物。李惠治总结胡希恕的经验认为,温经汤含有芎归胶艾汤、当归芍药散、吴茱萸汤、麦门冬汤诸方,故认为诸方证及其合并证即温经汤的适应证,证情相当复杂,宜参照各方证而活用之。在复合方层面上认识温经汤组方意义,对深入理解和领悟温经汤方证之真谛十分必要。

合方配伍,善治杂病从原文所在篇章释义,本方出于《金匮要略·妇人杂病脉证并治第二十二》,篇中论述妇人杂病,在病因中谈到"妇人之病,因虚、积冷、结气,为诸经水断绝,至有历年,血寒积结胞门,寒伤经络。凝坚在上"。是言妇人杂病之各种病因,导致多种经水之病,其中寒凝瘀滞又最为常见。但因个人脏腑经络体质之差异,发病则寒热虚实有差别,其证情相当复杂。原文列举了多种经水病的表现,"凝坚在上,呕吐涎唾,久成肺痈(丹波元胤认为'痈',当是'痿'字之误),形体损分;在中盘结,绕脐寒疝;或两胁疼痛,与脏相连;或结热中,痛在关元。脉数无疮,肌若鱼鳞,时着男子,非止女身。在下未多,经候不匀。令阴掣痛,少腹恶寒,或引腰脊,下根气街,气冲急痛,膝胫疼烦,奄忽眩冒,状如厥癫,或有忧惨,悲伤多嗔"。从证候分析,病在上,胸肺受病,呕吐涎唾,久成肺痿。在中,肝脾受病,寒化则绕脐寒疝,或两胁疼痛;热化则痛在关元,肌粗若鱼鳞,脉数。在下则子宫受病,经候或前或后,每不应期而致,且经行不畅,阴中掣痛,少腹恶寒,或引腰脊,或连气街,气冲急痛,且膝胫亦痛烦等。

第8条是妇人杂病的总纲,论述了妇人杂病的病因、病机及证候,如何治疗,其主方是什么? 第9条承上节提出方治,言:"妇人年五十所……温经汤主之……亦主妇人少腹寒,久不受胎;兼取崩中去血,或月水来过多,及至期不来。"本方是调经的主要方剂,方中以温、养为主,兼以祛瘀,正是针对妇人杂病"虚、积冷、结气"之病因病机而设。从组方用药分析,温经汤中有麦门冬汤之组分治疗病在上的肺痿,有吴茱萸汤、当归建中汤之组分治疗在中肝脾病候,有胶艾汤之组分治疗经候不调,还有桂枝茯苓丸之组分温经化瘀,当归四逆汤加吴茱萸生姜汤之组分暖肝散寒等。王绵之指出:"如果弄懂了温经汤证的复杂性和方药配伍的多重交叉,对于治疗月经病有很大好处,因为它寒热虚实均有。"陈修园在《女科要旨》中指出:"《金匮》温经汤一方,无论阴阳、虚实、闭塞、崩漏、老少,善用之无不应手取效。"从古今临床应用来看,温经汤用于治疗月经愆期、崩漏、痛经、不孕、产后虚寒、更年期综合征、月经期哮喘、女性厥阴寒闭型不寐等,均有效验。

第二章 温经汤临证思维

第一节 临证要点

一、普遍联系的统一整体观念

1.治未病（既病防传）

《金匮要略·脏腑经络先后病脉证第一》篇第一条强调了肝之病,知肝传脾,此时"当先实脾"。温经汤证为冲任虚寒兼瘀血的下利,其病证为肝脾肾的虚寒,此时为防伤肺胃之气,先固护之。血得温则行,虽名温经,但是不仅如此,还加用了人参补气,血行的根本动力是气行;加用凉药牡丹皮为防温热太过迫血妄行。除了运用吴茱萸温肝脾肾经,活血补血的四物加阿胶,还用了人参大补元气,尤其脾气,升提法以治下陷。

2.上病下取

口唇干燥知之有瘀血,张仲景采用温下、活血、补血以祛瘀,不仅缓解了少腹里急,还下除了燥的根本原因。

3.灵活运用对立统一观点

本证主要体现在扶正与祛邪的兼顾上,祛邪为主,以吴茱萸和桂枝散寒邪,考虑到年五十所的妇人冲任虚衰,气血不足,化瘀不用虫药破血,不用力度大的活血药,而是用四物去熟地黄加阿胶活血补血,有增水行舟之意,用人参补气,为血行的动力。

4.透过现象看本质

同病异治和异病同治。由于基本病机虽同,但具体病机不同,疾病的本质不同,那么,根据矛盾特殊性制定的治疗原则或方法就有差异,此为同病异治。反之,根据矛盾普遍性,为异病同治。

本证用温经汤治疗,方后语提示:宫寒不孕、崩血、月水过多或后期等均可以用温经汤治疗,此为异病同治。

5.具体问题具体分析

"随证治之",即辨证求本,随证用药,《金匮要略浅注补正》总结:"用药之法,全凭乎证,添一证则添一药,易一证亦易一药。"里急者用甘草芍药,口唇干燥者加麦冬,暮即发热,补血同时,加牡丹皮凉血清热。

6.方剂学的特点

本方证突出体现张仲景配伍中的阴阳对立统一观:寒热并用、攻补兼施、阴药与阳药相伍,刚药与柔药互济、善用"反佐"法。

本方虽然争议很多,但是徐灵胎主张温经汤为调经总方,本方组方有度,配伍严谨,跟张仲景的学术源头和学术思维密切相关。后世发挥运用也要有法有度,谨守病机,灵活运用。

二、温经汤主证病机

"妇人年五十所",即是《素问·上古天真论》"女子……七七,任脉虚,太冲脉衰少"的年龄。原文中的"下利"很多学者认为是文字有错衍,应为"下血",但其方后注"亦主妇人少腹寒,久不受胎,兼取崩中去血,或月水来过多,及至期不来"专门强调此方"兼"治崩证和月经过多,显然这里的下利不是下血。从病机来看,下利不出虚实两类,虚者因正气虚不能固摄,实者因正气或某种实邪郁阻、冲迫,使脾胃气机紊乱,因而机体以泻下的方式解除郁迫。从后面的伴证来看,本条的"下利"不是纯虚证,因纯虚证时"病下利,数十日不止",不是一派死证也是一派虚寒;说实证又看不出来有邪气的证据,故应考虑是"正非其位",即正气不归本位而郁迫肠胃。"暮即发热"以

《伤寒论》的辨证体系来看，是阳明之气不降的一个特点，故知是阳气郁遏在外。

《素问·骨空论》云："冲脉为病，逆气里急。"提示"少腹里急"可考虑是冲脉之气郁遏，而原文专门强调"年五十所"，也明显地指向了"太冲脉衰少"这一前提。原文中手掌烦热，是腹部经络不畅，营卫之气郁于外不能回藏太阴中土而致；脾主四肢，手掌热或凉而出汗均与脾运化有关；腹部为脾所主，故"手掌烦热"应是腹满的继发表现，实为阳郁在外较甚。《灵枢·五音五味》云："冲脉、任脉皆起于胞中，上循脊里，为经络之海。其浮而外者，循腹上行，会于咽喉，别而络唇口。"冲脉"络唇口"，则冲脉郁滞时可因津血失养而"唇口干燥"。综上所述，此条所有症状都可因冲脉郁滞所致；冲脉起于胞中，"曾经半产，瘀血在少腹不去"亦常导致冲脉郁滞；由此可见，冲脉郁滞是本条最简要的解释。

三、对"带下"的理解

条文中对以"下利"为主证的综合病情归纳为"此病属带下"，且此条上一段原文也专门强调了"带下"这个病。"虚、积冷、结气"均是导致气血不畅的常见原因，由此导致经水断绝，病程持续多年，则血寒积于胞宫，且波及经络，必然会伤及起于胞中的冲脉；后面所列诸证均是"寒伤经络"的具体影响，如"凝坚在上""在中盘结""在下未多"，指出历年寒积而伤经络的病情会波及一身上下；"其虽同病，脉各异源"，提出"寒伤经络"的诸多症状是"同病"——"此皆带下"，即将原文中表现复杂病证的妇科杂病统称为"带下"病，这应是汉代的称谓习惯。温经汤的主治广泛、遍及全身，古今医家验案甚多，我们临床也常以温经汤原方治疗症状遍及周身的患者而有佳效；在临床中还发现，温经汤证最常见的一个主证是足寒，正印证了《灵枢》中关于冲脉不通时会出现足寒的论述，患者服药后足寒都有不同程度的改善，轻者初服即明显改善，常年足凉者服药后亦觉足生暖意，提示温经汤可通降冲脉。

四、温经汤的组方、用药特点

按条文所述"瘀血在少腹不去"是原因,当前的复杂表现是结果。对于这样的杂病,治疗时一方面要去除病因,另一方面要纠正气机逆乱。方中当归、芍药、牡丹皮和血祛瘀以解除病因;麦门冬、半夏、生姜、吴茱萸降逆以纠正气机;人参、甘草、桂枝、阿胶补气以助气血和畅;诸药合用,对内有瘀血、外有气郁不能敛降诸证,共奏恢复"元真通畅"之效。从具体的用药来看,方中麦冬用量最大,本证气郁日久而呈一派燥热,麦冬甘润主降,与半夏配伍以合降阳明,此亦是经方的经典配伍,如麦门冬汤、竹叶石膏汤等,均取其敛降气机之效。从药量上看,方中群药多用二两,唯辛温燥烈的吴茱萸用三两,看似对一派燥热之象的火上浇油,实则取其功擅降逆的特点。吴茱萸辛味极烈,是通经散寒之要药。本条温经汤证一派燥热之象而用吴茱萸,合理的解释应是:吴茱萸开通冲脉,且是开通冲脉的首选用药。因原方主证没有明显的寒象,冲脉不通为主要矛盾,取吴茱萸"下气""开腠理"而长于开通冲脉的作用,故用量独重。又用大量麦冬助其降而制其燥,意为通经与滋养并举;同时取阿胶润而顾护血分,共制吴茱萸之燥;人参、甘草补气化生营卫,为通经提供化源;桂枝温通而散,但全方重点是敛降,故桂枝用量最小,意在稍有升散之力以配合诸药之敛降,将一身气机推转匀平,气机和畅,腹内不受克犯,则下利自止。其他症状都是冲脉郁逆所致,故可同时解除。方后"亦主"月经诸病,进一步说明此方可通调冲脉,因"太冲脉盛"才能月事时下,月经的正常与否直接受冲脉调控。

第二节　与类方的鉴别要点

温经汤的类方主要有大黄䗪虫丸、桂枝茯苓丸、鳖甲煎丸、下瘀血汤、抵当汤、红蓝花酒、当归芍药散等。

温经汤的主要功用是温经养血、活血祛瘀;大黄䗪虫丸功用是逐瘀血、补中养阴;鳖甲煎丸的主要功用是扶正祛邪,消癥化结;下瘀血汤的功用是破血逐瘀,破血之力较强;抵当汤的功用是破血逐瘀、通经,用虻虫、水蛭、桃仁三者破血逐瘀;红蓝花酒功用活血化瘀、利气止痛、是"治风先治血,血行风自灭"的运用。

桂枝茯苓丸与当归芍药散最为常用,下面重点对二方进行分析。

一、桂枝茯苓丸

桂枝茯苓丸是张仲景《金匮要略》方,由桂枝、茯苓、牡丹(去心)、芍药、桃仁(去皮尖、熬)组成,功效为活血化瘀、缓消癥块。《伤寒杂病论》中设桂枝茯苓丸主治"妇人宿有癥病,经断未及三月,而得漏下不止,胎动在脐上者,为癥痼害。妊娠六月动者,前三月经水利时,胎也。下血者,后断三月衃也。所以血不止者,其癥不去故也,当下其癥"方中桂枝通血脉而消瘀血,助气化而行津仁为化瘀消癥之要药,且"消癥瘕不嫌伤胎"。

1..方药及配伍

深入研究桂枝茯苓丸方药及用量:桂枝、茯苓、牡丹皮(去心)、芍药、桃仁(去皮、尖,熬)各等分。并从多方位、多角度、多层次研究其内在相互关系,达到引导学习思路与运用技巧的目的。

(1)用药要点

方中桂枝通经散瘀;茯苓渗利瘀浊;桃仁活血化瘀;牡丹皮凉血散瘀;芍药敛阴,兼防化瘀药伤血。方中用桂枝、桃仁、牡丹皮化瘀,桂枝偏于通经消散,桃仁偏于破血攻散,牡丹皮偏于凉血消瘀;茯苓益气渗利;芍药补血缓急。方药相互为用,以活血化瘀,消癥散结为主。

(2)方药配伍

桂枝与茯苓,属于相使配伍,通经利水,渗利瘀浊;桂枝与芍药,属于相反配伍,桂枝通经散瘀,芍药敛阴益血;桃仁与牡丹皮,属于相使配伍,增强活血祛瘀;桃仁与芍药,属于相反配伍,补泻同用,芍药制约桃仁破瘀伤血,桃仁制约芍药敛阴留瘀；桂枝与桃仁，属于相使配伍，通经破瘀。

（3）用量比例

桂枝、茯苓、桃仁、牡丹皮与芍药用量为相等，提示药效通经、利水、活血破瘀与益血之间的用量调配关系，以治癥瘕。方中用药 5 味，化瘀药 3 味如桂枝、桃仁、牡丹皮，用量总和是 36g；渗利药 1 味如茯苓，用量是 12g；补血药 1 味如芍药，用量是 12g；其用量比例是 3∶1∶1，从用量分析方药主治病是（胞宫）癥积证。

2. 思辨方证

权衡"妇人宿有癥病，经断未及三月，而得漏下不止"：①辨"妇人宿有癥病"的临床意义有二：一是辨治妇科疾病必须重视病是新病还是旧病，或是新病旧病夹杂；二是辨识女子夙有旧疾且不影响怀孕，可必须重视孕后相关注意事项。②辨"经断未及三月"的临床意义有三：一是妊娠期间应当经停；二是妊娠前 3 个月可有月经；三是妊娠期间有月经必须在 3 个月内停止。③辨"而得漏下不止"的临床意义有三：一是妊娠期间前 3 个月出现月经，必须是量少，有规律性、周期性；二是妊娠期间前 3 个月经血漏下持续不断即为病；三是妊娠期间 3 个月后仍然漏下不止，理当积极治疗。

辨析"漏下不止""血不止"：①运用桂枝茯苓丸治疗"漏下不止""血不止"的病变证机是瘀血水气相互，阻滞经脉，血不得归经而溢于脉外，即漏下不止，其治当活血化瘀而达到止血之目的。②辨治瘀血出血证，其治非用止血药则能达到止血目的，突出针对病变证机而选用方药的重要性，结合临床治病需要，可酌情配伍止血药以提高治疗效果。

斟酌"胎动在脐上者，为癥痼害"：①张仲景论"胎动在脐上"，一是辨妊娠胎动不安证，病变证机是瘀血水气阻滞经气经脉，血不得滋养于胎，以此可演变为胎动不安，其治当活血化瘀，瘀血得去则胎自安。二是辨识"胎动在脐上"，其治非用安胎药而能达到安胎之目的，突出辨治胎动不安不能仅用安胎药，可酌情配伍安胎药。②辨识"癥痼"的病变部位在胞宫，病变证机是水血相结之癥瘕，病证表现是经水不利，或腹痛，或胎动不安等。桂枝茯苓丸主治"癥痼"的病变部位并不局限于胞宫，只要病变证机是水血相结之癥瘕，病证表现是痞块，或疼痛，或胀满等，即可用之。

辨别"妊娠六月动者,前三月经水利时,胎也。下血者,后断三月衃也。所以血不止者,其癥不去故也,当下其癥":①辨别"妊娠六月动者,前三月经水利时,胎也"的临床意义有二。一是妊娠 6 个月即会出现胎动,为妊娠正常现象;二是妊娠期间前 3 个月有经血,经量少,为妊娠正常现象。②辨别"下血者,后断三月衃也",即妊娠 3 个月后仍然下血不止,血夹瘀块,病变证机是瘀血阻滞,新血不得归经。③辨别"所以血不止者,其癥不去故也,当下其癥",即妊娠期间病变证机是瘀血,其治可用下瘀血方药,用下瘀血方药治病而不伤胎;若病证得解而未停药,则必伤胎,对此必须引起高度重视。

3. 方证辨病

辨治妇科疾病:如子宫肌瘤、卵巢囊肿、子宫内膜异位症、子宫腺肌病、乳腺增生等在其演变过程中出现疼痛,月经不调,舌质暗或瘀紫,苔薄且符合桂枝茯苓丸辨治要点。

辨治肿大增生性疾病或癌变:如肝大、脂肪肝、肝硬化、脾大、前列腺增生、脂肪瘤等在其演变过程中出现疼痛,肿胀,舌质暗或瘀紫,苔薄且符合桂枝茯苓丸辨治要点。

辨治心脑血管疾病:如高血压病、高脂血症、冠心病、心脑动脉硬化、房室传导阻滞等在其演变过程中出现疼痛,肿胀,舌质暗或瘀紫,苔薄且符合桂枝茯苓丸辨治要点。

二、当归芍药散

当归芍药散首见于《金匮要略》,用于治疗肝郁气滞血凝、脾虚血亏湿蕴之证。本方在《普济方》称"当归茯苓散",《证治准绳》称"当归芍药汤"。张仲景将本方作散剂运用,《宋徽宋圣济经》言:"散者,取其渐渍而散解,其治在中。"由于本方治疗妇人杂病及怀妊之疾,用药宜缓,故取其散剂。《三因极一病证方论》记载"可以蜜为丸服"。

当归芍药散的组成:当归三两,芍药一斤,川芎半斤(一作三两),茯苓四两,白术四两,泽泻半斤。用法:上六味,杵为散,取方寸匕,酒和,日三服。方中当归、芍药、川芎 3 味药入血分行血瘀,具有养肝缓急之功效;茯苓、白术、泽泻3味药具有健脾益气、利水除湿之功用。方中药物一入血分行郁疏肝,一入气分化湿健脾。《金匮要略·水气病脉证并治第十四》曰"血不利则为水",本方行血利水、调肝和脾,以达治病求本的疗效。本方以当归、芍药冠名为其君药,当归辛甘而温为补血之要药,养血活血,调经止痛,入肝经疗肝郁血虚之证;芍药味酸苦而性微寒,入肝、脾二经,养血柔肝止痛,通血脉,利小便。《神农本草经》谓芍药"主邪气腹痛,除血痹……止痛,利小便",两药相配以疗肝血不足,血络瘀阻之证;白术为臣药,甘苦温,归脾胃经,具有补气健脾、燥湿利水之功,疗脾虚水停之小便不利、痰饮,脾胃虚弱气血不足之证,与当归、芍药相须为伍,调气血、和脏腑、平阴阳,具有养肝健脾、补血利水之效;泽泻、川芎、茯苓为佐使药,助上药活血利水。六药合用,和酒更可助血行、通经络。此方疏肝养血、健脾化湿止痛,主要治疗肝脾不调、气血不和的妊娠及妇人腹痛等证。

当归芍药散适用于肝郁气滞血凝、脾虚血亏湿蕴所致的妇人腹痛。此方现代临床应用较为广泛,涉及妇科、内科、外科等,归纳起来治疗较多的是痛证。经云:诸痛属于肝,以肝郁血滞,当以养血、润肝、益脾并举,系肝脾不和,挟有水气所致,因肝藏血,肝为血海,遂其情而畅达,然血生于中气,中者土也,土过燥不能生万物,土过湿亦不能生万物。临床常见的疾病如慢性盆腔炎、妊娠水肿、痛经、慢性肾小球肾炎、高血压病、特发性水肿、梅尼埃病、肝硬化腹水、慢性活动性肝炎、急性泌尿系感。综上所述,主要用于肝脾失调、泌尿系结石等气虚血亏、湿蕴血瘀的虚实错杂证。此方治疗虚实夹杂之证,因方证中涉及脾虚、血虚、肝郁、湿蕴、血瘀较为复杂的病机,方中当归、芍药、川芎为血分药,有养血疏肝的功用;茯苓、白术、泽泻为气分药,有健脾渗湿泻浊的功用,诸药合用既可补虚又可泄实,切中病机。综观古代、近现代医家对本方证候的描述,可概括为肝郁气滞血凝、脾虚血亏湿蕴之证为其本方主要证候,在临证时应注意本方的基本症状,如食欲不振、体倦乏力、面色㿠白、烦躁、胁部不适、少腹痛、淡白舌、白苔、弦细脉。现代多种疾病如辨证属以上病机的皆可灵活应用本方加减治疗。

第三节　临证思路与加减

《金匮要略·妇人杂病脉证并治第二十二》第 9 条是张仲景所示的一个典型病例,"妇人年五十所"为围绝经期,围绝经期可引起诸多脏腑功能失调,以此演变为诸多复杂病证,温经汤是治疗该期的代表方。已故名中医岳美中先生体会,温经汤治疗妇女围绝经期,症见月经淋漓不断,少腹疼痛,腰痛臂痛,二便不利,手足心热,唇口干燥,精神抑郁,舌紫苔黄,脉弦而乍疏乍数等症,辨证属寒凝胞宫,瘀积下焦,营血不布,而生虚热者,常服良效,将温经汤改为丸剂内服亦验。

气滞者加香附,香附为血中气药,能疏肝理气,调经止痛,李时珍称之"气病之总司,为女科之仙药",可治妇人崩漏带下,月候不调,胎前产后百病,温经汤加香附,增加了行气止痛调经的功效。另一行气药物延胡索,亦经常加入温经汤使用,延胡索能行血中气滞,气中血滞,能治气凝血结,上下内外诸痛,为治血利气第一要药,延胡索有优良的止痛效果,可增加温经汤对经痛的疗效。

温经汤温经去瘀,养血滋阴,其组成药物中,并无行气药物,若患者气滞明显,可选择加入香附、延胡索,增加行气止痛的疗效。

虚寒夹瘀者,在寒甚时,经常加入小茴香与艾叶,小茴香可暖肾散寒止痛,多用于寒凝腹痛、痛经、少腹冷痛等症,温经汤加小茴香,增强了温经止痛的效果。艾叶可温经止血暖宫,温经汤加艾叶,除了增强温经的效果,亦加强了调经止血的效果,特别适用于崩漏等出血症状。肾虚者,肾虚腰痛时可加入续断、杜仲、巴戟天、菟丝子等补肾药也经常加入使用。在血瘀明显的情况,温经汤最常加入桃仁增强祛瘀效果。大枣益气和胃,也常加入温经汤增强其补虚的功效。

　　一般在临床上有时会担心阿胶、麦冬过于凝滞,故血瘀甚者有时会去麦冬、阿胶;若是寒甚的患者,有时会去麦冬、牡丹皮,生姜在温经汤中为佐药,故在加减方中有时会被舍弃,半夏在温经汤中一般认为与麦冬合用,使麦冬滋而不腻,半夏可和胃运脾,燥湿散水以防津液之壅,在使用温经汤时减去麦冬、阿胶,也经常同时减去半夏。

第三章 临床各论

第一节 内科疾病

久泻

泄泻是以排便次数增多、粪质稀溏或完谷不化,甚至泻出如水样为主证的病症。古代又称为"溏泄""注泄""飧泄""鸭溏"等。古有将大便溏薄而势缓者称为泄,大便清稀如水而势急者称为泻,现临床一般统称为泄泻。泄泻有暴泻和久泻之分。急性泄泻若久久不愈,反复发作持续2个月以上者则成久泻。现代医学中肠易激综合征、炎症性肠病(溃疡性结肠炎、克罗恩病)、胆囊切除术后、慢性胰腺炎、甲状腺功能亢进症、吸收不良综合征(乳糖耐受不良、乳糜泻)等病所致腹泻均隶属于中医之"久泻"范畴。

医案精选
◎案

某,女,58岁。2014年11月17日初诊。2014年3月8日因发热,上腹部疼痛剧烈至两侧腰部,入院治疗。某医院诊断为:①重症胰腺炎;②胆囊结石伴急性胆囊炎;③弥漫性腹膜炎;④低蛋白血症。3天后行胆囊及胰腺坏死病灶切除术,18天后出院,在家服用疏肝理气、清热解毒、通里攻下的清胰汤(柴胡、白芍、生大黄、黄芩、胡黄连、木香、延胡索、芒硝),服药2个月,腹痛消失,大便正常。停药1周后,出现肠鸣、泄泻,间隔1小时左右发作1次,且腹部疼痛,下腹痛甚。口服泻痢停后,泄泻有所缓解,但停药后泄泻再作。到医院复诊,医生将清胰汤去大黄、芒硝续服,效果不佳。后经数次更医,均以脾虚泄泻、脾肾阳虚等病证治疗。

患者泄泻日数次,晨起肠鸣、腹痛,大量稀水便。腹痛在小腹,泄泻后有不尽感,面色晦暗,傍晚发热,口干不欲多饮,舌暗红边有瘀斑,脉象弦涩。该女性患者,年龄五十有余,泄泻6月余,与《金匮要略》"妇人年五十所,病下利,数十日不止"相似,且诸症状与温经汤主证相符,投以温经汤原方。

处方:吴茱萸20g,当归20g,川芎20g,白芍20g,人参20g,桂枝20g,阿胶20g(烊化),生姜20g,牡丹皮20g,甘草20g,半夏15g,麦冬15g。10剂,日1剂,水煎服。

患者服用5剂后,泄泻次数减少,腹痛程度减轻,但晨起肠鸣、腹痛、泄泻不减。嘱其自第7剂药后,每剂加补骨脂20g、肉豆蔻20g、五味子20g、大枣10枚。连服4剂后,诸证状皆减轻。效不更方,续投10剂,每剂服2天,服药20天后,久泻痊愈。

按 温经汤一直被医家们作为调经祖方,临床常用于治疗月经不调、痛经、赤白带下、崩漏、胎动不安、不孕等症。以其治泄泻,疗效满意,有几点感想:①温经汤治疗"下利",乃古人之经验,许多医家对温经汤主证原文"下利"进行质疑,认为是"下血",如《金匮要略直解》,特别是吴谦《医宗金鉴》校勘为"下血"。后世一些《金匮要略》著作将"下利"直译为"下血",或曰"作下血解"。查阅高等中医院校教材《方剂学》温经汤功用,主治均未提到治疗"下利"。其实,"下利"乃作者本意。详查《金匮要略》诸方,方后所言皆是煎法、服法或临证加减,而温经汤方下,除煎法、服法外,后载"亦主妇人少腹寒,久不受胎,兼治崩中去血,或月水来多,及至期不来。"前后对照如"下利"为"下血",后载之言乃为赘述,这不是张仲景惜字如金的风格。所以说,此方应是瘀血下利的主方。②温经汤治疗下利确有良效,古人不欺我也。据查上海科学技术出版社《金匮要略讲义》释译:本方对年老妇人因瘀血而致下利,日久不愈的,用之,亦颇有效。《金匮要略心典》云:"妇人年五十所,天癸已断而病下利,似非因经所致矣。不知少腹旧有积血,欲行而未得遽行,欲止而不能竟止,于是下利窘急,至数十日不止。暮即发热者,血结在阴……手掌烦热,病在阴,掌亦阴也。唇干口燥,血内瘀者不外荣也,此为瘀血作利,不必治利,但去其瘀而利自止。"本案患者下利 6 月余,服温经汤而止,进一步证明温经汤治瘀血下利有良效。③温经汤治疗泄泻是治病求本思想的体现。本案泄泻系瘀血所致,前医治疗效果不佳,是因为没有祛除瘀血。然祛瘀不可攻下,因患者五十有余,天癸已绝,攻下之药不堪适宜,应用温经散寒、祛瘀养血之温经汤,使瘀血得温而行,瘀血去而利自止。后与温肾暖脾、固肠止泻的四神丸合用,则病痊愈。曾记先师王维昌治疗一些顽固性疾病,认为久病多虚,虚则致瘀,多先投 7 剂血府逐瘀汤加减方,然后随证调治,每每收到意想不到的效果。本案有脾肾阳虚的病证,前医辨证施方不效者,乃因瘀血不除也,而应用温经汤治疗是治病求本思想的具体体现。

第二节　妇科疾病

1.月经不调

月经不调是妇科患者就诊的主要病证之一,临床上有月经不规则、闭经、不孕症等多种,表现为乏力,心悸,面色黄,皮肤微干,形体比较瘦,舌质淡,苔白,脉细涩或细迟,伴有腹痛,烦躁,恶寒,喜热,唇甲色泽不荣,口不渴等症状。西药治疗主要是用雌激素、孕激素来调整月经周期,用氯米芬促排卵,疗效不一。

医案精选
◎案

邢某,女,31 岁。2013 年 7 月 10 日初诊。月经推迟 4 个月。既往月经每次推迟 7 天,量少,色暗红,白带量多,月经期前伴乳房胀痛。孕 1 流 1 产 0,既往有盆腔炎病史。腹部 B 超检查示:盆腔少量积液。现症见:月经量少,伴乳房胀痛,小腹疼痛,舌暗红、少苔,脉沉细。中医诊断为月经后期。辨证为肾虚血瘀。治以温肾、祛寒、调经。方予温经汤合二至丸加减。

处方:吴茱萸、桂枝、白芍、干姜、麦冬、阿胶、泽泻、法半夏、当归、川芎、茯苓、白术、党参免煎剂各 2 包,牡丹皮、女贞子、墨旱莲各 1 包。每剂用温水溶解后分为两份,早、晚饭后半小时温水各冲服 1 份,7 剂为 1 个疗程。苁蓉益肾颗粒 2 盒,每次 1 包,每日 3 次,饭后半小时温水冲服。

1 个疗程后症状未见好转,嘱患者继续服用原方 1 个疗程。后月经量较前增多,小腹疼痛较前稍有好转,嘱其继续服用原方,2 个疗程后患者月经周期正常,乳房胀痛较前明显好转,心情愉悦。随访 6 个月无复发。

按 《妇人大全良方·调经门》引王子亨所言:"过于阴则后时而至。"李卫青教授辨该病为肾虚血瘀型月经后期,患者禀赋素弱,既往有盆腔炎、流产史,冲任受损,冲任亏虚,血虚不能充盈胞宫,血海不能按时满溢,故月经周期延后;肝肾受损,肝肾阳虚无以温煦胞宫,肝郁气滞乳房胀痛;虚寒血瘀故小腹疼痛,舌暗红、少苔,脉沉细亦肾虚血瘀之舌象脉象。应当重视温阳祛寒治月经后期,予温经汤合二至丸加减,方中吴茱萸、桂枝、干姜温经散寒,当归、川芎养血活血,阿胶、麦冬、芍药养阴,茯苓、白术健脾益气,泽泻祛湿,法半夏燥湿和中,党参大补元气,女贞子、墨旱莲补益肝肾。诸药合用补益肝肾,养血活血,散寒祛湿,使冲任和而月经周期正常。

2. 痛经

痛经是经行前后或经行时,出现周期性小腹疼痛,或痛引腰骶,甚则剧痛昏厥为特征的一种疾病,为中青年妇女常见多发病。

痛经发病有情志所伤、起居不慎或六淫为害等不同病因,并与素体及经期、经期前后的特殊生理环境有关。其发病机制主要是在这期间受到致病因素的影响,导致气血运行不畅,经血流通受阻,以致"不通则痛"。痛经是妇科常见病,其主要机制是气血运行不畅所致。中医参照《中医妇科学》第 5 版教材的辨证分型:分寒凝血瘀、气滞血瘀、肝肾亏虚、湿热瘀阻。寒凝血瘀型多发生于青春期少女。疼痛发生在经前或经后;疼痛的性质有绞痛、酸痛、胀痛等。因身体素质、致病因素的差异,其临床表现各不相同。轻者仅有轻微不适,如精神紧张、恐慌、烦躁失眠等;重者大汗淋漓、辗转反侧,甚至需用哌替啶(杜冷丁)止痛,给青少年女性的学习、生活带来很大影响。以往西医治疗痛经多采用对症治疗,不良反应大且疗效差,近年来,采用活血温经汤治疗寒凝血瘀型痛经往往能取得满意的临床疗效。

医案精选

◎案

王某,女,18 岁,学生。2002 年 4 月 12 日初诊。患者 13 岁月经初潮,月经周期 40～55 天不等,15 岁时因经前淋雨而致腹痛至今,每月经前 2 天,即出现小腹持续性坠胀痛冷痛,口服止痛片或热敷后腹痛减轻。近半年来每于经期第 1 天即腹痛剧烈、冷汗淋漓、面色苍白,肌内注射止痛针不能缓解。症见:月经将至畏寒,四肢欠温,舌质暗、边有瘀点、苔薄白,脉沉紧。辨证为寒凝血瘀。治以温经活血、祛瘀止痛。方用温经汤加减。

处方:温经汤加艾叶、益母草各 12g。5 剂,水煎加红糖,分 2 次温服。同时配合针刺承山(双侧,行泻法)、三阴交(双侧,行补法)。忌食生冷,忌用凉水。

服 5 剂后月经来潮,停服汤药,经期腹痛减轻。嘱在下次月经前 7 天,继服上方,连续 2 个月经周期,经来腹已不痛。随访 1 年,痛经未再发作,月经正常。

按 痛经是妇科常见病、多发病之一,以青年未婚及已婚未育者最为多见,其病之发生多因素体肝肾不足,或受寒邪,情志抑郁,冲任不调。气血运行不畅,气滞血瘀,加之经期常涉水饮冷,致气滞寒凝,血瘀更甚,"不通则痛"。治以温经散寒,活血祛瘀止痛,加减温经汤正投此意。温经汤出自《金匮要略》一书,方中吴茱萸、桂枝、炮姜温经散寒;当归、川芎、白芍养血活血,缓急止痛;党参、半夏、甘草益气健脾,助调冲任;随证加减,使此方温中有行,温中有养,温而化瘀,温而止痛,共达温通经脉,畅达气血,奏"通则不痛"之功。三阴交穴是肝、脾、肾三条阴经之交会穴,该穴能调补肝肾、疏肝理气、调经止痛;承山穴乃足太阳膀胱经穴,取治痛经乃民间经验选穴(其机制未明了,有待研究),针刺配合内服药治疗,加强温经止痛的治疗效果。

药理研究表明,许多活血化瘀药物均有增加血流量、扩张血管、促进瘀血消散、舒张平滑肌、调节内分泌等作用,从而改善了子宫平滑肌的营养和缺氧状态。本方从温经活血、逐瘀止痛入手,而获改善症状,调经止痛之目的。

◎案

邓某,女,24岁,南京某大学新闻系研究生,身高172cm,体重45kg,形体消瘦。有胃下垂及严重的头痛、痛经史。家境尚可,苦于身体柔弱而不能出国深造。经前痛经尤甚,每次需服用止痛药或益母草,月经时间尚准,色暗红;手足冷,但手足心热,平素怕冷,冬天需要电热毯才能睡觉;胃中不舒,时有恶心,浑身酸痛,项强;大便偏干;口唇干燥,唇色暗红,舌质暗淡。曾用四逆散等方药治疗,服用后效果不甚明显。方用温经汤合小柴胡汤加减。

处方:吴茱萸5g,党参10g,麦冬20g,炙甘草5g,姜半夏6g,肉桂5g(后下),当归6g,白芍10g,川芎6g,阿胶10g(烊化),牡丹皮6g,柴胡10g,黄芩10g,干姜5g,大枣20g。服用1个月后大效,复诊时痛经已罢,体重增加。

按 用四逆散治疗无效,先排除阳气内郁不发所致的痛经。其人虽自觉手足心烦热,口唇干燥,似为热证,但怕冷,冬天需要电热毯才能睡,舌质暗淡,小腹部疼痛,经色暗红等显然是寒证。根据《金匮要略·妇人杂病脉证并治第二十二》中温经汤条文"……暮即发热,少腹里急,腹满,手掌烦热,唇口干燥……亦主妇人少腹寒……",方当用温经汤。又据其痛经比较顽固,经前为甚,每月如此,为月节律,为柴胡所主之"往来寒热"范畴,故合用小柴胡汤。方证相应,效若桴鼓。

◎案

李某,女,45岁。2006年11月28日初诊。患者痛经已有多年,久治不愈,近来加重。末次月经为11月5~9日;每次月经来潮均脸色惨白,因疼痛难忍需就地蜷缩,必须服用止痛片才可缓解经期3~5天,经行不畅,时有停经一天复来一天的现象,同时伴有明显的腰酸乏力感;月经量较以前明显减少,颜色暗淡;妇科检查无异常;形体中等,面部有雀斑;患者经常头痛,肩膀酸痛,因左侧手臂抬举受限被诊断为肩周炎;睡眠不佳,常处于似睡非睡状态;大便正常;舌暗红,苔白。方用温经汤加减。

处方:吴茱萸10g,党参12g,麦冬20g,炙甘草6g,姜半夏6g,肉桂6g(后下),当归10g,白芍10g,牡丹皮6g,赤芍10g,川芎6g,阿胶12g(烊化),细辛5g,干姜6g,大枣30g。

服药半月后复诊,患者述痛经大为好转,几乎不影响工作和生活;经行顺畅,腰酸减轻,头痛未作,且左侧手臂伸展已经较为自由。原方令其熬膏冬日服用以巩固疗效。

按 患者痛经较甚,其经行不畅,经色暗淡,头痛,肩痛,面部雀斑,舌暗红表明体内有瘀血阻滞,不通则痛,此为实;然而患者已45岁,正处于围绝经期,卵巢功能趋于下降,雌激素分泌开始紊乱,患者的睡眠不佳和容易乏力也表明身体状况开始衰退,此为虚;结合苔白伴痛经说明体内有寒;此为虚实夹杂之证,血瘀血虚伴有寒凝。用温经汤温养活血止痛,其中吴茱萸、桂枝祛寒温通,白芍、甘草、川芎、牡丹皮、阿胶、当归养阴血而活血缓急止痛,麦冬、党参、半夏、干姜、大枣、甘草调理脾胃,因中焦为气化之枢,中焦得养,气机通畅于是通则不痛;因患者疼痛症状明显,且常处于似睡非睡之萎靡状态,故加细辛以温阳止痛。

◎案

张某,女,29岁,已婚。2000年8月5日初诊。自13岁月经来潮,每次行经期间小腹呈持续性疼痛,血量不多,有血块,血块排出后疼痛缓解,服止痛片无效。西医妇科检查子宫、附件正常。刻诊时为月经第1天,症见:腹部剧烈疼痛,痛时肢冷,汗出,面色㿠白,泛恶欲吐,时有小腹及腰背凉感,喜按,得暖则舒,经量多、色暗红,有大血块,舌质紫暗,边有瘀点,脉弦涩。辨证属寒蕴胞宫、寒凝血瘀。方用温经汤加减。

处方:桂枝10g,吴茱萸10g,川芎10g,当归15g,白芍10g,牡丹皮10g,炮姜6g,半夏10g,麦冬10g,阿胶6g,炙甘草6g,延胡索10g,香附10g,乌药6g,丹参15g。

服药6剂,下次月经来潮,上述诸证明显缓解,再于下次经前服6剂,3个月后痊愈无复发,唯感阴部坠胀。

按 妇女在月经前后及行经期间小腹剧烈疼痛,有时伴有恶心、呕吐等,这种现象就是痛经,经行腹痛,证有虚实,其主要病机是气血运行不畅所至。本案为寒湿伤于下焦,客于胞宫,经脉为寒湿所凝,运行不畅,滞而作痛。用上方温经散寒,养血活血祛瘀,药证相符而获效。

3. 原发性痛经

妇女正值经期或经行前后,出现周期性小腹疼痛,或痛引腰骶,甚至剧痛晕厥者,称为痛经。从西医来讲,原发性痛经又称功能性痛经,是指生殖器官无器质性病变,临床以青少年女性多见,因其对女性造成不同程度的困扰,影响工作、生活、学习,故愈发得到重视。

《金匮要略·妇人杂病脉证并治第二十二》云:"妇人之病,因虚,积冷,结气……血寒积结胞门,寒伤经络。"张仲景明确指出寒、虚、气是导致妇人病的主要病因。"无瘀不作痛",宋氏妇科认为原发性痛经以"瘀"是本病病机之关键,或因气滞血瘀,寒凝,或是气血虚弱,肝肾亏虚,均可产生气血运行不畅,冲任失调,不通则痛。现代女性由于工作生活压力大,往往思虑过多,脾气急躁导致肝气郁滞,脾气虚弱或因过食生冷、暴饮暴食伤及脾胃阳气,气机运行不畅则形成瘀血。血得温则行,得寒则凝,血寒凝涩则产生瘀血;气为血之帅,气虚则无力推动血的运行或气行则血行,情志不舒则气机郁结,气滞则血液运行不畅。

《妇人大全良方·月水行或不行心腹刺痛方论第十二》温经汤,若经道不通,绕脐寒疝痛彻,其脉沉紧,此由寒气客于血室以致血气凝滞,脐腹作痛,其脉沉紧。当归、川芎、芍药、桂心、莪术(醋炒)、牡丹皮各五分、人参、牛膝、甘草(炒)各七分,水煎服。此方当归、川芎、牡丹皮、川牛膝活血化瘀,通经止痛,党参、甘草补益脾气以助行血,莪术破血行气以助化瘀,桂枝温经通脉,全方从活血、行气、温通三方面使瘀血得出路而去。金玉青、沈舒、王德立、许源等的现代药理研究证明:当归、党参、川芎、川牛膝、桂枝、莪术具有抗血小板凝集的功效,其中当归、党参还能增加红细胞及血红蛋白水平。临床中常以《妇人大全良方》温经汤加减治疗原发性痛经,并随证加减用药。临证治疗原发性痛经也应辨证论治,陈学奇总结了六种类型的原发性痛经,主要分因"实"不通之肝郁气滞型、血热瘀滞型、寒凝血瘀型、湿热瘀滞型,因"虚"不荣之痛经,又可分肾虚血瘀和气虚血瘀两种类型。肝气郁结,久郁化火应疏肝清肝、痛经止痛,血热内灼,气滞血瘀应清热凉血、理气活血、祛瘀通络,湿热蕴结、气血壅滞应清热除湿、化瘀止痛,寒凝气滞,气滞血瘀应温经散寒、理气活血止痛,肝肾亏虚、胞脉失养应补肾益精、养血止痛,气血亏虚,胞脉失养应益气养血、调经止痛。

在辨证论治的基础上,痛甚者加延胡索、没药、五灵脂以活血止痛,加吴茱萸、细辛散寒止痛,配白芍柔肝止痛,白芥子、山慈菇行气散结以止痛;血瘀明显者加姜黄、刘寄奴活血化瘀,通经止痛;气虚明显者辅以四君子汤平补脾气;肝郁气滞者用逍遥散疏肝解郁;恶心、呕吐者加炙枇杷叶、竹茹、姜半夏降逆止呕;四肢不温者加巴戟天、鹿角霜温补肾阳。

临证精选

1)刘氏探讨中药温经汤辨证治疗原发性痛经的方法及效果。观察 48 例患者,经过相应妇科检查和辅助检查,均为排除全身或局部器质性病变的原发性痛经患者,症状上符合原发性痛经诊断。年龄在 14～36 岁,未婚者 30 例,已婚者 18 例。其中 14～24 岁 25 例,25～30 岁 15 例,31～36 岁 8 例。病程最长 20 年,最短 3 年。伴恶心、呕吐或有腹泻,手足发冷者 27 例;伴有心烦易怒,胸胁乳房胀痛者 20 例;伴腰痛者 16 例;伴月经量少、色淡,神疲乏力者 12 例;伴月经量多有块者 10 例;伴有夜卧不安者 6 例。诊断标准、诊断依据均参照国家中医药管理局颁布的《中医病证诊断疗效标准》:①经期或经行前后小腹疼痛、痛连腰骶,甚则晕厥,呈周期性发作;②好发于未婚青年女子;③全部病例均排除炎性疼痛及器质性病变,占位性病变所致疼痛。中医治疗基本方均用温经汤加减。

处方:人参 15g,当归 20g,川芎 15g,肉桂 20g,莪术 15g,牡丹皮 15g,甘草 10g,牛膝 15g,白芍 15g。

随证加减:伴恶心、呕吐,或有腹泻,手足发冷者,去牡丹皮,加小茴香、炮姜、吴茱萸、山药;伴心烦易怒,胸胁乳房胀痛者,去人参,加香附、延胡索、川楝子、乌药;伴腰痛者,加桑寄生、续断、狗脊;伴月经量少、色淡,神疲乏力者,去莪术、牡丹皮,加黄芪、山药、五灵脂、蒲黄;伴月经量多有块,经期去莪术、牛膝,酌加炮姜炭、艾叶炭、茜草;伴有夜卧不安者,加远志、合欢花、首乌藤。

服用方法:水煎服,日 1 剂,于经前 3 天开始服药,经行继续服用,经后 3 天停药,为 1 个疗程,连续服用 3 个月经周期。

疗效标准:根据国家中医药管理局颁布的《中医病证诊断疗效标准》拟订。①治愈:疼痛消失,连续 3 个月经周期未复发;②好转:疼痛减轻或消失,但不能维持 3 个月经周期;③无效:疼痛未见改善。

结果：临床治疗 48 例患者，治愈 26 例（54. 16%），好转 18 例（37. 50%），无效 4 例（8.33%），总有效率为91.66%。

按 中医学认为，痛经的发生，无外虚实两者。虚者皆因胞宫失于濡养，"不荣则痛"；实者，皆因胞宫气血运行不畅，"不通则痛"。正如《景岳全书》记载：经行腹痛，证有虚实。实者或因寒滞，或因血滞，或因气滞，或因热滞；虚者有因血虚，有因气虚。大体临床所见之痛经，以虚实夹杂者为多，单纯虚证、实证者少见。因寒而致痛者又占大半。《素问·举痛论》论痛十二条，其中属于寒痛的有十一条，这说明痛的病因，大半因于寒，所以痛经属于寒的或兼寒的也占大多数。因此温经散寒、行气活血、祛瘀止痛是治疗痛经的基本法则。且临床用药，不可一味攻补，应根据女性不同时期的生理特点及不同的地域特征，来选取适当的药物。《妇人大全良方》温经汤中，以肉桂温经散寒，当归养血调经，川芎行血中之气，三药温经散寒调经。药理实验表明：温经散寒的肉桂镇痛作用类似阿司匹林，并能提高痛阈；当归有缓解子宫痉挛收缩的作用，并可不同程度地扩张周围小血管，改善微循环，从而改善子宫平滑肌的营养和缺氧状态，故能有效地缓解痛经。人参甘温补元，助当归、川芎、肉桂宣通阳气而散寒邪。莪术、牡丹皮活血祛瘀，牛膝引血下行，加强活血通经之功。白芍、甘草缓急止痛。全方有温经散寒、益气通阳、调经止痛之功。临床应用时，针对痛经不同伴症，随证灵活配伍：寒象明显，伴呕吐、腹泻者加小茴香、炮姜、吴茱萸、山药，佐主方温中散寒、和胃理脾；郁滞者加香附、延胡索、川楝子、乌药，共奏疏肝解郁、行气止痛之功；腰痛重加桑寄生、续断、狗脊益肾强腰；虚耗乏力者加黄芪、山药、五灵脂、蒲黄，可益气健脾、养血活血；因寒之统摄失权者加炮姜炭、艾叶炭、茜草以温经摄血止血；虚损伤神者加远志、合欢花、首乌藤以宁心安神。诸药合用，使寒者得温，郁滞不通者得行，虚耗者得补益，不统者得统摄收敛，标本兼顾，甘温补益不碍邪，去瘀行气而不伤正，病因乃去，气血和顺，则经痛自止。

2）加减温经汤治疗原发性痛经。原发性痛经无盆腔器质性病变，也称功能性痛经，为妇科门诊常见的就诊病种之一，给患者带来身心上的痛苦，西医治疗以镇痛为主，长期应用易产生依赖性。

冯氏等观察温经汤治疗原发性痛经冲任虚寒证患者的临床疗效。观察原发性痛经冲任虚寒证患者23例，年龄16～23岁。痛经发生距初潮时间6个月至 3 年,平均 1.85 年,未婚未育 18 例(78.26%),有妊娠史 5 例(21.74%)。根据第七版《妇产科学》教材诊断标准拟定:①经期或经行前后小腹疼痛,痛及腰骶,甚至晕厥,呈周期性发作;②多发生于月经初潮后 2~3 年的青春期少女或未生育的年轻妇女,年龄 18~35 岁;③排除盆腔器质性病变所致腹痛;中医辨证标准根据《中医病证诊断疗效标准》,辨证属冲任虚寒证:经行小腹冷痛,得热则舒,腹痛喜按,经量少,色紫暗有块,手心烦热,唇口干燥伴畏寒肢冷,小便清长,大便稀薄,舌淡苔白,脉沉迟缓弱。纳入标准:符合西医原发性痛经诊断标准和中医冲任虚寒证辨证标准,并签署知情同意书。

排除标准:①西医诊断属继发性痛经,经检查证实由盆腔炎、子宫内膜异位症、子宫肌瘤、卵巢病变等所致痛经者。②月经不调。③合并有心血管、肺、肝、肾及造血系统等严重原发性疾病者,精神病患者。④妊娠或哺乳期妇女。⑤凡不符合纳入标准,未按规定用药,无法判断疗效或资料不全等影响疗效和安全性判断。中医治疗均予以温经汤加减。

处方:吴茱萸 45g,桂枝 30g,当归 30g,川芎 30g,白芍 30g,牡丹皮 30g,阿胶 45g(烊化),麦冬 60g,党参 60g,甘草 30g,半夏 45g,生姜 30g。

临证加减:经期腹痛伴大血块排出或血块量多加三棱、莪术;经期腹痛伴恶心、呕吐加姜竹茹;经期腹痛、冷痛较剧加艾叶;经期腹痛伴腹胀、乳房胀痛加青皮、乌药。

服用方法:日 1 剂,水煎 2 次,头煎加水 500ml 煎取 200ml,二煎加水 400ml 煎取 200ml,两煎混合后,分别于早、晚分次服用,服药期间停用其他镇痛药物,忌浓茶、咖啡、辛辣刺激食物。每次共服 7 剂,连服 3 个月经周期,停药后观察 3 个月经周期。结果:本组 23 例患者,痊愈 16 例,有效 4 例,无效 3 例,总有效率 86.96%。患者全部获得随访,随访 3~4 个月,治愈者 3 个月内无复发。

医案精选

◎案

某,女,20 岁,学生。2010 年 12 月 16 日初诊。经行腹痛 3 年余,曾服用止痛片、芬必得等药物,效果不理想。现月经来潮第 2 天,小腹部疼痛喜按,伴恶心、形寒肢冷、手心烦热、月经涩滞不爽、色暗、血块量多、舌淡苔白、脉沉迟缓弱。西医诊断为原发性痛经。中医诊断为经行腹痛。辨证为胞宫虚寒、瘀血停滞。治予温经散寒、祛瘀养血。方用温经汤加减。

处方:温经汤加三棱 10g,青皮 10g。日 1 剂,共 7 剂,分别于早、晚分次服用,嘱下次月经来潮再诊。

二诊:月经来潮,未见明显腹痛,经色转红,无血块,继投温经汤 7 剂,结果行经 5 天干净,未见小腹痛。随访 3 个月,月经周期 26 天,经色红,5 天干净,腹痛未见复发。

按 本病属虚实寒热错杂,而侧重于寒实,故治当温经散寒与活血祛瘀并用使血得温则行血行瘀消,再辅以养血、清热之法。予以温经汤治之,方中吴茱萸辛苦大热,入肝胃肾经,辛则能散,苦能降泄,大热之性又能温散寒邪,故能散寒止痛;桂枝辛甘温,能温经散寒,通行血脉。两药合用,温经散寒,通利血脉之功更佳,共为君药。当归、川芎、芍药俱入肝经,能活血祛瘀,养血调经;牡丹皮味苦辛性微寒,入心肝肾,活血祛瘀,并退虚热,共为臣药。阿胶甘平,气味俱阴能养肝血而滋肾阴,具养血止血润燥之功;麦冬甘苦微寒,能养阴清热。两药合用,养阴润燥而清虚热,并制吴茱萸、桂枝之温燥。人参、甘草味甘入脾,能益气补中以资生化之源,阳生阴长,气旺血充。半夏辛温,入脾胃而通降胃气,与人参、甘草相伍,健脾和胃,有助于祛瘀调经;生姜辛温,温里散寒,与半夏合用,温中和胃以助生化,共为佐药。甘草又能调和诸药,兼为使药。诸药相伍,温经散寒以活血,补养冲任以固本,则瘀血去,新血生,虚热退,月经调而病自除。全方温经散寒,祛瘀养血,不仅止痛效果明显,而且具有显著的调经作用。

◎案

马某,女,21 岁。2014 年 4 月 9 日初诊。主诉:经行腹痛伴恶心欲吐,周身寒冷,4 年。末次月经 3 月 14～18 日,平素经量可,色暗,夹小血块,得温则减,经前胸胀,触之则痛,甚则不能触衣,伴腰酸甚,幼时过食生冷,平素四末不温。舌质紫暗苔薄白,边有齿痕,脉弦细尺脉弱。中医诊断为痛经。辨证为寒凝血瘀。治以活血化瘀、温经止痛。方用温经汤加减。

处方:党参 30g,桂枝 10g,莪术 10g,牡丹皮 10g,川芎 10g,柴胡 6g,当归 10g,赤芍 15g,川牛膝 20g,益母草 30g,姜黄 15g,刘寄奴 15g,五灵脂 15g,白芍 30g,甘草 6g,延胡索 30g,没药 20g,吴茱萸 10g,细辛 3g,白芥子 15g,路路通 20g,通草 10g,桑寄生 30g,续断 15g,杜仲 15g。7 剂,水煎服,日 2 次。嘱患者心情愉悦,注意保暖。

二诊:2014 年 4 月 16 日,患者诉 4 月 10 日经至,诸证减轻,但仍有恶心,舌淡紫苔薄腻、边有齿痕、脉沉缓尺脉弱。治疗在原方基础上加清半夏 30g,枳壳 20g,炙枇杷叶 12g,竹茹 15g。7 剂,水煎服,日 2 次。

三诊:2014 年 4 月 23 日,患者诉无明显不适,舌紫暗苔薄白,边有齿痕,脉沉缓而弱。治疗在首方的基础上加茯苓 15g,白术 10g,益母草 30g,红花 20g。14 剂,水煎服,日 2 次。

四诊:2014 年 5 月 7 日,患者自诉今日经至,诸证皆无,心情愉悦。

按 患者幼时过食生冷导致寒凝血瘀,血得寒则凝,血行不畅则行经腹痛,血块下则痛减,及腹痛得温则缓,说明本病为实寒证,舌诊脉诊亦已证明。《素问·调经论》"血气者,喜温而恶寒,寒则泣不能流,温则消而去之",故以温经汤为主,随证加延胡索、没药、五灵脂、白芍、细辛缓解腹痛症状;姜黄、刘寄奴增强活血化瘀之功;路路通、通草通气活络;桑寄生、续断、杜仲补肝肾,强筋骨减轻腰酸之证;益母草、红花养血活血;竹茹、炙枇杷叶、姜半夏对呕吐作用;柴胡归肝、胆经,引药入肝经,疏肝解郁。

◎案

刘某,女,32 岁。2014 年 9 月 17 日初诊。主诉:自初潮起痛经合并月经量少,加重 3 个月。末次月经 2014 年 9 月 16 日至今,患者诉 3 个月前大怒后诸证加剧,现经量不足原经量 1/2,经期小腹胀痛伴下坠感,块下痛减,经色暗红,经前胸胀甚则不能触衣,平素脾气急躁。舌质紫暗,苔薄白,有裂纹,边有齿痕。脉弦涩尺脉沉。中医诊断为痛经。辨证为肾虚肝郁、气滞血瘀。治以疏肝理气、活血化瘀。方用温经汤加减。

处方:党参 30g,桂枝 10g,莪术 10g,牡丹皮 10g,川芎 10g,柴胡 6g,当归 10g,赤芍 15g,川牛膝 20g,益母草 30g,姜黄 15g,刘寄奴 15g,五灵脂 15g,白芍 30g,甘草 6g,延胡索 30g,没药 20g,北沙参 20g,麦冬 15g,川楝子 10g,制何首乌 15g,枸杞子 15g,熟地黄 15g,山茱萸 20g,茯苓 15g,白术 10g,甘草 10g,红花 20g。7 剂,日 1 剂,水煎,分 2 次温服,嘱患者心情愉悦。

服药后症状明显缓解,随证加减治疗 3 月余,经量尚可,痛经痊愈。

〔按〕患者因情志刺激大怒则伤肝,肝失条达,气滞血瘀,瘀血阻胞宫、冲任,导致血行不畅,"不通则痛"则痛经月经量少症加剧,《张氏医通》云:"经行之际……若郁怒则其逆,气逆则血滞于腰腿心腹背肋之间,遇经行时则痛而重。"肝郁气滞,经脉不利,故乳房胀痛;以温经汤为主方,又因有形之血生于无形之气,故加四君子汤,补气生血兼助行血化瘀。"经水出诸肾"月经的产生以肾为主导,肾藏精,肝藏血,以熟地黄、山茱萸、枸杞子取左归饮之意滋补肾精,一贯煎滋养肝阴,加之配以逍遥散使肝体得养肝气得舒。纵观治疗过程,用药精准,理法方药周全,治病何愁不愈。

4.子宫内膜异位症

子宫内膜异位症为一种原因未明的常见妇科疑难病之一,其发病主要机制为有生长功能的子宫内膜出现在子宫腔内膜以外的组织,导致患者痛经程度呈渐进性加重,时间长者甚至可造成不孕不育。子宫内膜异位症是育龄妇女的多发病、常见病,其临床表现具有多样化,尤以疼痛为主,如痛经、非经期下腹痛、深部性交痛、急腹症、盆腔外疼痛等,约占全部症状的70%,本病在育龄期妇女中发病率达 5.0% ~15.0%,严重影响了患者的身心健康和生活质量。

临证精选

1)朱氏观察化瘀温经汤联合孕三烯酮治疗子宫内膜异位症的临床效果。选取 2011 年 1 月至 2013 年 6 月医院收治的子宫内膜异位症患者 120例,随机分为 2 组,各组 60 例。对照组平均年龄(28.5 ±5.0)岁;平均病程(1.5 ±0.5)年。观察组平均年龄(29.0 ±5.0)岁;平均病程(1.4 ±0.6)年。2 组患者一般资料比较,差异无统计学意义($P > 0.05$),具有可比性。

治疗方法:对照组给予孕三烯酮治疗,月经第 1 天开始服用,每次用量为2.5mg,每周 2 次,口服,连服 3 个月经周期。观察组在对照组治疗基础上给予化瘀温经汤。

处方:川芎、当归、干姜、桃仁、红花各9g,肉桂、吴茱萸各6g,牡丹皮、益母草、茜草、紫河车各12g,阿胶、太子参各15g。日 1 剂,水煎,分 2 次服。月经干净后开始服用,连服 3 个月经周期。

观察指标:①对患者痛经程度采用视觉模拟评分法(VAS)评分,范围为(0~10)分,痛经越严重,分值越高;②随访1年,比较2组复发情况;③对2组患者进行彩超扫描,观察比较其治疗前后囊肿直径变化情况。

疗效标准:①临床治愈:症状、体征基本消失,子宫接近正常大小,月经基本正常;②显效:治疗后痛经明显缓解但未完全消失,月经明显减少,包块缩小1/2以上;③有效:症状、体征明显减轻、包块缩小1/3;④无效:治疗后痛经症状、月经情况无改善。⑤复发:治疗后痛经症状一度缓解,或消失后又出现疼痛,程度同治疗前,月经情况无改善。

结果:总有效率观察组为95.00%,对照组为85.00%,2组比较,差异有统计学意义($P<0.05$)。治疗后2组痛经评分和痛经时间均较治疗前明显改善($P<0.05$);治疗组上述指标改善较对照组更显著($P<0.05$)。治疗后2组囊肿直径均较治疗前明显缩小($P<0.05$);治疗组囊肿直径缩小较对照组更显著($P<0.05$)。复发率观察组为12.28%,对照组为28.00%,2组比较,差异有统计学意义($P<0.05$)。

按 根据子宫内膜异位症的临床症状,中医学将其归属于"血瘀痛经""月经不调"等范畴。有学者认为,本病主要病因与血瘀有关,血瘀是产生子宫内膜异位症症状和体征的关键。因血瘀可导致冲任胞脉经络阻滞,隧道闭塞,气血不通,以至于冲任胞脉功能失调,故临床症状表现为痛经。随着血瘀时间的加长,痛经症状会逐渐加重,严重者可表现出恶心、面色苍白等休克症状。同时,症状严重者癥积形成,阻碍精卵相遇,可导致不孕症。由于新血不得归经,又常致月经过多等症,时间长者可导致贫血等临床症状。除此以外,中医学也认为本病与痰邪有十分密切的关系。因盆腔异位囊肿的内容物多为棕褐色或巧克力黏稠的陈旧积血,中医辨证认为此类病症,应不单纯是瘀血所致,而应该是痰瘀互结的产物。此与中医学"津血同源,血滞则致瘀,津液输布失常,聚而成痰,遂成痰瘀互凝之证"相符合。

临床上应用中西医结合方法治疗本病,收到较好疗效。化瘀温经汤方中红花、桃仁、牡丹皮、当归活血化瘀;阿胶滋阴补血;茜草、益母草活血通络、调理冲任;太子参益气健脾,以滋后天之本,使气血生化有源;紫河车、肉桂、吴茱萸等中药温补肾阳,使先天元阴元阳功能复健。诸药合用,共奏活血化瘀、益气补血、调理冲任、补益健脾之效,这对于改善盆腔局部微循环,促进包块吸收,减轻组织粘连有着积极的作用。孕三烯酮作为一种抗早孕药,其具备抑制孕激素分泌,也具有黄体酮对子宫内膜的作用,使子宫内膜及异位病灶细胞失活、退化,从而导致异位病灶萎缩。二者合用,可促进盆腔异位囊肿吸收,异位病灶萎缩。观察结果表明,观察组临床疗效优于对照组,对患者痛经及异位囊肿的改善也优于对照组,且复发率较低,提示化瘀温经汤联合孕三烯酮可明显提高子宫内膜异位症的临床疗效,疗效肯定,值得临床推广应用。

2)汤氏等观察温经汤治疗子宫内膜异位症痛经的临床疗效。观察病例均为 2013 年 3 月至 2013 年 10 月医院妇科门诊患者,共 60 例,随机分为两组。治疗组 30 例:年龄 22 ~ 42 岁,平均年龄(25.88 ± 4.09)岁;对照组 30 例:年龄 24 ~ 45 岁,平均年龄(33.0 ± 5.6)岁;病程 1 ~ 10 年,平均病程(4.0 ± 2.5)年。两组一般资料比较无统计学差异($P > 0.05$),具有可比性。

诊断标准:西医诊断标准参照第七版《妇产科学》子宫内膜异位症诊断标准制定。临床表现:继发性痛经,且多渐进性加重;妇科检查:后穹隆或附件区可触及包块,轻度触痛;影像学或实验室检查:B 超检查发现子宫内膜异位症病灶,CA125 升高。中医辨证为寒凝血瘀。主证:经前或经期,小腹冷痛拒按,得热痛减;次证:经量少,色暗有块,畏寒肢冷,面色青白;舌脉:舌暗,苔白,脉沉紧。平均年龄(32.9 ± 5.4)岁;病程 1 ~ 8 年,平均病程(4.1 ± 1.9)年。排除标准:原发性痛经;急慢性盆腔炎或盆腔恶性肿瘤引起的腹部疼痛;子宫腺肌症、子宫肌瘤引起的痛经;卵巢异位囊肿直径 >5cm 需手术者;治疗期间有生育要求者。

治疗方法:治疗组于月经来潮前 3 ~ 5 天服用温经汤 7 剂。

处方:吴茱萸 15g,当归 10g,白芍 10g,川芎 10g,党参 10g,桂枝 10g,阿胶 10g(烊化),牡丹皮 10g,生姜 10g,甘草 10g,半夏 10g,麦冬 10g(去心)。日 1 剂,水煎取 300ml,分早、晚 2 次温服。

对照组:在痛经时应用布洛芬缓释胶囊口服,0.3g/次,必要时服用。两组疗程均为 3 个月经周期。疗程结束后进行疗效观察。

观察治疗前后痛经程度的变化:采用视觉模拟评分法(VAS)进行评定,

0 分为无痛;3 分以下为有轻微腹痛,患者能忍受;4~6 分为患者疼痛并影响睡眠,尚能忍受;7~10 分为患者剧烈疼痛,疼痛难忍。结果:治疗组总有效率 90.0%,明显高于对照组的 76.7%($P<0.05$);2 组 VAS 评分均显著降低($P<0.05$),且治疗组较对照组降低。

按 子宫内膜异位症因其发病机制不清,病变广泛,形态多样,且有浸润、转移和复发的恶性生物学行为,成为当前临床难治之症及当代妇科研究的热点问题。而子宫内膜异位症引起的痛经因病程长,病情顽固,疼痛程度较剧,已严重影响了育龄期妇女的生活质量和健康状况。布洛芬缓释胶囊作为一种常用的非甾体类抗炎药,虽然具有较强的镇痛、解热、抗炎作用,在经前期使用能够预防疼痛,经期使用能解痉止痛,给药方便、见效快,但不能从根本上治愈痛经,且长期服用,药物不良反应明显,易产生耐药性,远期疗效仍不理想。

1990 年在西安召开的中国中西医结合学会妇产科专业委员会第三届学术会议,将本病归属于中医学"血瘀症"范畴。子宫内膜异位灶周期性出血,因血不循常道,不能正常排出体外而蓄积于病灶局部,类似中医"离经之血",离经之血即为瘀血。瘀血停聚,阻滞冲任、胞脉,气血运行受阻,不通则痛,故可见经行腹痛,尤以寒凝所致血瘀者最为多见。以此为依据,采用《金匮要略》温经汤行温经散寒、祛瘀养血之功。方中吴茱萸辛苦大热,辛则能散,苦能降泄,大热之性又能温散寒邪,故能散寒止痛;桂枝辛甘温,能温经散寒,通行血脉,两者合用共为君药;当归、川芎、芍药、牡丹皮俱入肝经,能活血祛瘀,养血调经,共为臣药;阿胶养肝血而滋肾阴,麦冬养阴清热,两药合用养阴润燥而清虚热,并佐制吴茱萸、桂枝之温燥,党参、甘草益气补中而资生化之源,阳生阴长,气旺血充,半夏通降胃气而散结,与人参、甘草配伍,健脾和胃,有助于祛瘀调经。诸药合用,温经散寒以活血,补养冲任以固本,则瘀血去,新血生,共奏温经散寒、养血止痛之功。

5. 崩漏

崩漏指经血非时暴下不止或淋漓不尽,前者谓之崩中,后者谓之漏下,是妇科常见月经病,可发生于女性任何年龄,给患者的工作及生活带来很大不便,相当于现代医学的无排卵功能性子宫出血(简称功血)。

医案精选

◎案

左某,女,27 岁。2013 年 1 月 8 日初诊,经前阴道淋漓不尽出血 10 余天,持续半年有余,近来尤甚。患者初潮 13 岁。末次月经 2012 年 12 月 28 日,现阴道仍有少量血迹,为咖啡样,量少,伴小腹冷痛,手脚冰凉;舌暗、苔白,脉弦。西医检查各项指标正常。中医诊断为崩漏。辨证为胞宫虚寒。治以温经散寒、祛瘀养血。方用温经汤加减。

处方:吴茱萸 9g,川芎 10g,当归 10g,赤芍 10g,牡丹皮 10g,桂枝 10g,姜半夏 10g,麦冬 20g,党参 15g,阿胶 10g,三七粉 5g(冲服),炙甘草 6g。5 剂,日 1 剂,水煎服。

二诊:1 月 13 日服药后阴道出血停止,自觉小腹冷痛明显减轻,手脚转暖。继以上方连服 10 剂,随访未再复发,月经恢复正常。

按《中医妇科学》将"崩漏"定义为妇女不在行经期间,阴道突然大量出血,或淋漓下血不断者。前者称为"崩中",后者称为"漏下"。现多数学者认为该病病机为冲任损伤,不能制约经血。造成冲任损伤的原因,历代医家多从虚、热、瘀三端来论述。肾虚在各类崩漏中居于首位,但漏下日久,寒、热、虚、滞常致血瘀。古人认为瘀结占据血室,而致血不归经,提出血瘀致崩的观点,认为血瘀为崩漏的病机。崩漏的病因究其根本为肾虚血虚,血行涩而成瘀,可见肾虚血瘀为崩漏本虚标实之表现。温经汤出自张仲景《金匮要略》,用治"妇人少腹寒,久不受胎,兼取崩中去血,或月水来过多,及至期不来"。本方适用于冲任虚寒而兼有血瘀之象的多种妇科疾患,后世早已突破妇科杂病的范畴,广泛应用于各科多种疾病。

◎案

李某,女,32 岁,已婚。1998 年 6 月 23 日初诊。自诉行经第 7 天经水尚未彻底干净即洗冷水澡。浴后即经量逐渐增多。翌日血量明显增加以致行走不便,自服云南白药,肌内注射安络血、黄体酮等均无效。症见:月经量多,色暗红,质稀,无血块。妇科检查子宫、附件未见异常。平素感到心烦口渴、心悸、怯冷,舌质淡红、苔白,脉沉细弱。中医诊断为崩漏。辨证为冲任受寒、瘀血阻滞、血不归经。方用温经汤。

处方:桂枝6g,吴茱萸10g,川芎10g,当归炭15g,白芍10g,牡丹皮10g,生姜6g,半夏10g,麦冬10g,党参10g,阿胶6g,炙甘草6g,升麻炭10g,三七粉3g(冲服),蒲黄炭10g,生地黄炭10g,熟地黄炭10g。1剂服后,血量明显减少,3剂尽服,月经停止。随访2个月,月经正常。

按 "崩漏"即指妇女行经期间,阴道大量出血,或持续下血,淋漓不断者。而本例患者却是在行经第7天因感寒而致阴道大量下血,属"崩漏"范畴。经期经血下注,冲任空虚,余血未尽即用凉水洗浴,导致寒凝冲任,阻滞胞脉,使瘀血未去,新血不守,血不循经,而致大量下血。本着"急则治其标,缓则治其本"的原则,塞流澄源,急投温经汤加养血止血药,以达到温经散寒止血,祛瘀养血之用。瘀血得祛,而新血复归其经,则血止而病愈。

◎案

张某,女性,35岁。因月经淋漓不断就诊,患者诉:生育后出现月经不正常,每次月经提前7天左右,月经色暗,每月经量较少,但持续时间可达10天左右,经行腰腹部不适,偶有经行腹痛,神疲乏力,手足心热,口干。舌质暗,苔薄黄,脉弦细。辨证为《金匮》温经汤证,故予温经汤加香附、益母草治疗,10剂后诸证消失。

按 妇女漏下不止,如因气不固摄导致崩漏,可用补益中气之品;如因瘀血停留,阻碍新血运行,使血不循经,下血不止,当以"活血逐瘀"为法,待血瘀去除,经隧通畅,血行常道,下血自然停止。然此患者不用以上治疗方法,则因其病因为虚寒在内,瘀血内生,新血不生。产后伤气耗血,经脉空虚,不慎感寒积冷,则气血凝聚,瘀血停留,因而出现经行少腹疼痛。新血不化,无津上承,则唇干口燥;血不归经,乃成淋漓崩漏之症。久漏不止。阴血耗伤,阴精不足,阳浮于上,因而出现手掌发热。故应用温经汤之温经养血治其本,活血润燥治其标。

6.绝经前后诸证

妇女在绝经期前后围绕月经紊乱或绝经常见血管舒缩功能症状,如潮热汗出,手足心热,嘴唇干燥,有时伴头痛;自主神经系统功能不稳定症状,如心悸、眩晕、失眠、皮肤感觉异常等;情绪及记忆、认知功能异常,如烦躁、焦虑、抑郁、记忆力减退和注意力不集中以及泌尿系统症状如尿频等,导致生活质量明显下降。

对于更年期综合征,中医对本病的认识最早出现于《素问·上古天真论》中"女子……七七,任脉虚,太冲脉衰少,天癸竭,地道不通,故形坏而无子也"的记载,但中医古籍中并没有独立的病名记载,亦未见传统分型标准,其临床症状散见于"经断前后诸证""脏躁""郁证""不寐""百合病""年老血崩"等病证的记载中。例如,《金匮要略》中论脏躁"妇人脏躁,喜悲伤欲哭,象如神灵所作,数欠伸";又有绝经期崩漏的证治"妇人年五十所,病下利,数十日不止,暮即发热,少腹里急,腹满,手掌烦热,唇口干燥……当以温经汤主之";而《景岳全书》中亦有论及"妇人于四旬外,经期将断之年,多有渐见阻隔,经期不至者……若素多忧郁不调之患,而见此过期阻隔,便有崩决之兆。若隔之浅者,其崩尚轻;隔之久者,其崩必甚,此因隔而崩者也"。近绝经期的"心悸"之症的记载,《景岳全书》无择养荣汤治五疰虚弱,脚软心悸,口淡耳鸣,微发寒热,气急,小便白独,当作虚劳治之。近现代中医进行专病研究,将此病定名为"绝经前后诸证""经断前后诸证"。

医案精选

◎案

金某,女,56岁。2014年11月初诊。自诉1年前开始月经不规律,伴潮热汗出,唇干,手足心热。近半年月经未潮,上述症状加重伴胸闷、心悸、失眠、头痛、神疲乏力,大便排不净,小便频数。查心电图、血常规、尿常规等各项检查正常,性激素测定雌二醇(E_2)降低,卵泡刺激素(FSH)、黄体生成素(LH)增高。中医诊断为绝经前后诸证。加味温经汤口服1个疗程后潮热汗出、心悸、胸闷、头痛诸证明显好转,再服1个疗程后诸证消失。2015年1月复诊,上述症状未复发。

按 温经汤治证皆因冲任虚寒,瘀血阻滞所致。冲为血海,任主胞胎,二脉与妇女月经关系密切。冲任虚寒,血凝气滞,故小腹冷痛,月经不调;瘀血阻滞,血不循经,冲任不固,故月经先期,或1个月再行,甚则漏下不止;血为寒滞,经脉不畅,故月经后期,或经停不至;瘀血不去,新血不生,故唇口干燥;入暮发热,手心烦热为血虚发热及久瘀化热之象。故治当温经散寒与活血祛瘀并用,使血得温则行,血行瘀消。加味温经汤以朝医李济马的大温经汤温经散寒、祛瘀养血基础上,加入红景天、丹参、降香、枳壳等药加强补气、行气、补血、活血等功效,再辅以养血、清热之法对现代女性绝经前后诸证可有良好效果。

◎案

陈某,女,49 岁。2013 年 10 月 16 日初诊。患者月经稀发伴潮热汗出 1 年余。症见:体形中等,面色暗黄;双小腿皮肤干燥,足跟皮肤皲裂;近 1 年来月经稀发,伴潮热汗出,手指关节酸痛;舌胖暗,脉沉。中医诊断为绝经前后诸证。辨证为冲任虚损。治以温补冲任。方用温经汤加减。

处方:桂枝 6g,肉桂 3g,吴茱萸 3g,川芎 6g,当归 10g,白芍 10g,牡丹皮 6g,生姜 6g,姜半夏 6g,麦冬 20g,党参 10g,炙甘草 6g,阿胶 12g,大枣 20g。水煎服,1 剂分 2 天服用。

二诊:10 月 30 日,潮热汗出消失,手指关节酸痛改善。继用前方 10 剂巩固疗效。

按 《素问·上古天真论》云:"女子……七七,任脉虚,太冲脉衰少,天癸竭……"本例患者于天癸将竭之龄,出现月经不按时以行、潮热汗出等更年期症状。温经汤中桂枝、肉桂、吴茱萸、生姜温经散寒;川芎、当归、白芍养血活血;人参、甘草、半夏益气和胃;阿胶、麦冬、牡丹皮养血滋阴。全方阴阳兼顾、温经养血,用于妇人冲任虚损之更年期综合征常获佳效。

7.不孕症

不孕多指育龄期妇女,夫妻同居 2 年以上,男方生殖功能正常,无避孕而不怀孕;或曾有过妊娠,又间隔 2 年以上,未避孕而不再受孕均称为不孕症。前者称为原发性不孕,后者称为继发性不孕。

中医学很早以前对本病即有记载。《素问·骨空论》曰:"督脉为病……女子不孕。"《备急千金要方》有"全不产"和"断绪"之分别。傅青主云:"重阴之渊,不长鱼龙,今胞胎既寒,何能受孕?"妇女以血为本,经水全赖一温,《素问·调经论》说:"血气者,喜温而恶寒,寒则泣不能流,温则消而去之。"历代医家论述不孕主要与肾气不足、寒客胞宫、冲任气血失调有关。温经汤证的主要病机恰好吻合,故可稍事加减本方治疗不孕症,临床显示有较好疗效。

医案精选

◎案

张某,女,34 岁。2013 年 3 月 16 日初诊。自诉结婚 3 年未孕,曾到西医院生殖科检查,诊断为左侧输卵管阻塞(考虑为慢性炎症所致),曾行手术治疗,效果不佳,术后一直未孕。症见:体型偏瘦,月经时有提前,量偏少,色淡,偶有血块,每次月经前痛经 2 天,平素易生气,怕冷,足凉,易疲乏,饮食尚可,二便正常,睡眠差,舌淡、苔薄白、脉沉而无力。辨证为冲任亏虚、寒客胞宫、瘀血阻络。治以补益气血、温通冲任、调经祛瘀。方用温经汤加味。

处方:吴茱萸 10g,桂枝 15g,当归 20g,白芍 20g,川芎 15g,生姜 10g,姜半夏 10g,牡丹皮 15g,麦冬 20g,人参 10g,炙甘草 15g,阿胶 20g(烊化),香附 10g。服上方 6 剂。

二诊:3 月 26 日,怕冷,足凉、疲乏、睡眠明显改善,且精神转佳,面色较之前光泽,舌淡红,苔薄白,脉沉,嘱续服 10 剂。

三诊:4 月 10 日,诉月经按时来潮,并无痛经,且色、量正常,睡眠基本正常,甚为高兴,又嘱其服用 6 剂,以善其后,7 月患者打来电话,诉已孕,翌年产下一健康女婴。

按 本例患者属典型的冲任亏虚,寒客胞宫,瘀血阻络,治疗以补益气血、温通冲任,调经祛瘀为大法,使气血得以温补,冲任得以温养,气血调和,经脉通畅,故能有子。无论从中医角度,还是现代药理研究,可知温经汤对大多数的不孕症都有较好疗效。《中国医学大辞典》称:"全方之意……经少能通,经多能止,子宫虚寒者能孕,后世调经种子诸方,皆莫能脱此范围也。"由此可见温经汤治疗不孕症值得进一步研究。

◎案

荣某,女,30 岁。2012 年 12 月 21 日初诊。患者未避孕 2 年未孕。症见:面黄体瘦;双小腿皮肤干燥,足跟皮肤皲裂;平素怕冷,易疲劳,脱发较多;月经量少;舌暗苔薄,脉沉。4 年前曾育 1 子,再婚后已备孕 2 年未孕。中医诊断为不孕症。辨证为血虚寒凝。治以养血温经祛瘀。方用温经汤加味制成膏方缓缓图治。

处方:肉桂10g,吴茱萸6g,川芎10g,当归10g,白芍10g,牡丹皮6g,干姜6g,姜半夏10g,麦冬20g,生晒参10g,炙甘草6g,鹿角片6g,枸杞子10g,阿胶15g,大枣30g,麦芽糖50g。取20剂,制膏,每次服10~20g,早、晚各1次,开水冲服。

患者服药2个月,药未尽而经停怀孕。

按 患者备孕2年未孕,体瘦面黄、小腿皮肤干燥、脱发、月经量少皆为血虚胞寒之象。以温经汤制膏缓图,暖子宫冲任,养血祛瘀而收效。黄煌教授将温经汤称为"子宫发育促进剂""卵巢功能衰弱的振奋剂"对于阳虚寒凝、气血虚弱的女子不孕症,用温经汤屡屡得效。

◎案

张某,女,29岁,已婚。1997年5月11日初诊。患者诉婚后2个月初次妊娠,第45天自然流产,产后未施清宫术。1个月后月经即按时来潮,此后周期正常且有规律,经量少,色暗红,有小血块,历时3天,至今已5年未曾受孕。妇科检查:子宫体偏小且后位,输卵管造影通畅。症见:平素感到手心烦热,腰腹冷痛喜热,口干、纳差,平日不避凉水,舌质暗红,苔薄白,脉细涩。中医辨证为冲任虚损、瘀血内阻、血虚不濡、寒凝血脉。治以温经散寒、祛瘀养血。方用温经汤加减。

处方:桂枝6g,吴茱萸6g,川芎10g,当归15g,白芍10g,牡丹皮10g,生姜6g,半夏10g,麦冬10g,党参10g,阿胶6g,炙甘草6g,阳起石20g,蒲黄10g,艾叶6g。3剂,日1剂,水煎服。

服上药3剂后,前述诸证明显减轻,效不更方,继服10剂,诸证若失,体重增加2kg,血块消失,经量较前增多,嘱其勿用凉水洗刷,2个月后怀孕,顺产1男。

按 本例患者自然流产后,瘀血留于胞宫,旧血不去,新血不生,从而导致冲任亏虚,加之产后调适不当,不避凉水,于是寒冷之邪乘虚侵入,凝滞血脉,冲任瘀阻。冲主血海,任主胞胎,二经皆起于少腹,因此,冲任寒虚,血凝气滞,胞脉瘀阻,即可导致不孕。用温经汤以温经散寒、祛瘀养血,加蒲黄、艾叶、阳起石以增加其功用,则瘀血有行而新血自生矣。药证相符则冲任得调,子宫得养,故能正常孕育而有子息。

◎案

朱某,女,30岁。2013年9月5日初诊。未孕2年余。月经周期正常。经期下腹部、前阴疼痛;出血量较少,夹有血块;孕2流1产1。在某医院查B超示子宫无异常,支原体抗体(+),抗风疹病毒IgG定量16.5IU/ml增高,抗巨细胞病毒IgG定量120RU/ml增高;抗单纯疱疹病毒IgG定量156RU/ml增高;诊断为继发性不孕。症见:经期下腹部刺痛,经血夹有血块,白带正常,伴腰背酸冷,舌暗红、少苔,脉沉细。中医辨证为冲任虚寒、瘀血阻滞。治以温肾助阳、活血祛瘀、散寒。方用温经汤加减。

处方:吴茱萸、干姜、小茴香各10g,桂枝、白芍、川芎、茯苓、炒白术、泽泻、醋香附各20g,当归、牡丹皮、熟地黄各15g,法半夏、党参各30g。日1剂,水煎2次,早、晚饭后半小时各温服1份,遇经期不停用,10剂为1个疗程。

2个疗程后月经来潮下腹部刺痛较前明显缓解,月经第1、第2天经血血块较前稍增多,排出后无不适,反较前舒畅。原方减干姜、泽泻,加黄芪20g,服用1个疗程善后。随访3个月,患者停经50天,尿HCG(+)。

按 《神农本草经》记载"女子风寒在子宫,绝孕十年无子",《针灸甲乙经·妇人杂病》"女子绝子,衃血在内不下,关元主之"。李卫青教授辨该病为虚寒血瘀型继发性不孕。患者禀赋素弱,既往小产损伤肾气,阳虚内寒,故腰背酸冷;阳虚无力推动血液,正气不足,外邪形成瘀血,故经期下腹部刺痛,经血夹有血块;冲任、胞宫、胞脉阻滞不通导致不孕,舌暗红、少苔,脉沉细亦虚寒血瘀之舌象脉象。应重视活血化瘀治不孕,予温经汤温经散寒、活血祛瘀,肾阳虚不温脾阳,脾失健运,水湿内停,加茯苓、白术、泽泻健脾益气行水,加干姜、小茴香温肾助阳,香附疏肝解郁。患者瘀血排出后去干姜防太过温燥,减泽泻加用补气药黄芪固护正气。

附方1:李凤阳等以为排卵障碍性不孕症的病因是先天发育不足,或后天胞脉失养,导致肾阳不足或肾阴不足,不能成孕。用中医中药辨证施治以六味地黄汤,二仙汤或二至丸,五子衍宗丸,三方为主,补肾调经促排卵治疗,根据月经周期,临床表现随证加减,药用熟地黄、山茱萸、山药、牡丹皮、泽泻、茯苓、仙茅、淫羊藿、女贞子、枸杞子、墨旱莲、覆盆子、五味子、车前子、菟丝子。

月经第五天即卵泡发育期，症见畏寒肢冷，行经下腹冷痛，肾阳虚者用二仙汤，即仙茅、淫羊藿、紫河车以助肾阳。若见月经量少色淡，腰膝酸软，为肾阴虚，用二至丸即女贞子、墨旱莲、紫河车以滋肾阴。排卵前期上方加当归、黄芪、川芎、丹参、穿山甲。中药辨证施治以石英毓麟汤补肾调经促排卵治疗，治疗组辨证属肾阳虚不孕患者，从月经第5天开始口服石英毓麟汤。

处方：紫石英30g，花椒3g，续断10g，川牛膝10g，熟地黄10g，山药10g，山茱萸10g，菟丝子10g，枸杞子10g，女贞子10g，仙茅10g，淫羊藿10g，当归10g，赤芍10g，肉桂6g（后下）。

附方2：贾桂芝等运用中药人工周期疗法治疗无排卵性不孕症，根据肾主生殖，卵泡发育的各阶段给予不同的药物进行煎服，其具体用法如下。

①卵泡发育期（经后期）：以补肾养血为主，采用促卵泡汤治疗，一般月经第5天开始服用，7剂。

②排卵前期（经间期）：以温阳活血为主，采用促排卵汤治疗，服5剂。

③黄体期（经前期）：以补肾为主，采用促黄体汤治疗，服7～10剂。

④月经期（经期）：以活血调经为主，采用调经汤治疗，服5剂。

李艳秀等用中药自拟方助孕Ⅰ、Ⅱ、Ⅲ、Ⅳ号方。在月经周期不同阶段煎汤内服。根据月经周期子宫内膜变化分为：月经后期即增殖期，服助孕Ⅰ号方（当归、赤芍、泽兰、木香、柴胡、香附、续断、茺蔚子、山茱萸、菟丝子）；经间期即排卵期，服助孕Ⅱ号方（刘寄奴、赤芍、牛膝、柴胡、益母草、鸡血藤、女贞子、枸杞子、覆盆子、菟丝子、泽兰）；月经前期即分泌期，服助孕Ⅲ号方（熟地黄、枸杞子、麦冬、玄参、肉桂、淫羊藿、锁阳、菟丝子、覆盆子、何首乌）；月经期服用助孕Ⅳ号方（当归、赤芍、延胡索、没药、益母草、鸡血藤、肉桂、炮姜、小茴香）。日1剂，水煎服取汁200ml分早、晚2次口服，每次服100ml，1个月为1个疗程。

8.乳腺增生

乳腺增生症又称乳腺结构不良症，是一种非炎性乳腺病变，是妇女的常见病，属中医"乳癖"的范畴。好发于中青年妇女，50%以上的女性有乳腺增生的表现。其发病率约占乳腺病的3/4。临床上以乳房肿块，经前肿痛加重，经后减轻为特点。

临证精选

陶氏观察温经汤治疗乳腺增生症的疗效。资料与方法、诊断标准均参照全国中医外科学会第二次乳腺学术会议乳腺专业委员会制定的乳腺增生病诊断标准。表现为：乳房一侧或双侧疼痛，胀痛或刺痛；乳房肿块呈片块状，条索状或结节状，经前增大变硬；经电脑红外乳腺诊断仪或乳房钼靶片检查符合乳腺增生症标准；排除其他乳腺病及生理性乳房疼痛。所选病例均来自医院门诊，年龄最大 52 岁，最小 20 岁，平均 36.5 岁；病程最长 8 年，最短 2 个月；双侧者 30 例，单侧者 15 例。治疗方法用温经汤加减。

处方：吴茱萸 5g，桂枝 6g，川芎 6g，当归 10g，白芍 15g，牡丹皮 9g，生姜 5g，半夏 10g，麦冬 18g，党参 15g，阿胶 10g，炙甘草 9g，王不留行 20g，夏枯草 30g。

随证加减：气虚加黄芪 30g；肾阳不足加巴戟天 10g、鹿角霜 15g。每剂水煎 450ml，每日 3 次，每次 150ml 口服；1 个月经周期为 1 个疗程。

疗效标准：参照中华全国中医外科学会制定的标准。①治愈：肿块消失，乳痛消失，停药 3 个月不复发。②显效：肿块最大直径缩小 1/2 以上，乳痛消失。③有效：肿块最大直径缩小不足 1/2 以上，乳痛减轻；或肿块缩小 1/2 以上，乳痛不减轻。④无效：肿块不减小，反而增大变硬，或单纯乳痛缓解肿块不缩小。

治疗结果：治疗时间最短为 10 天，最长为 5 个疗程。45 例中，临床治愈 32 例，显效 5 例，有效 3 例，无效 5 例。总有效率 91.11%。

医案精选

◎案

张某，女，38 岁，已婚。双侧乳房胀痛 4 年。4 年前不明原因出现双侧乳房疼痛，经期加重，经钼钯及 B 超诊断提示"乳腺增生"，口服天冬素片治疗症状无改善。症见：形体适中，两乳胀痛不舒，经期疼痛加重，五心烦热，经色暗有块。体格检查：右乳外上有约 3cm×3cm 扁平状肿块，左乳外下有约 3cm×4cm 扁平状肿块，肿块边界清，质中等，压痛，与周围不粘连，皮肤颜色正常，双侧腋窝淋巴结不肿大，二便调。舌淡红边暗、苔薄白，脉细弦。辨证为冲任虚寒、瘀血阻滞。治以温经散寒、养血祛瘀。方用温经汤加减。

处方：吴茱萸 5g，桂枝 6g，川芎 6g，当归 10g，白芍 15g，牡丹皮 9g，生姜 5g，半夏 10g，麦冬 18g，党参 15g，阿胶 10g，炙甘草 9g，王不留行 20g，夏枯草 30g，鹿角霜 15g。5 剂，日 1 剂，水煎服。

服上药 5 剂后，疼痛减轻。服 3 周后疼痛消失，肿块变软、减小。继服上方 2 个疗程后肿块完全消失。

按 现代医学认为本病与黄体的不足和雌激素的相对或绝对过多长期刺激有关，当卵巢分泌的雌激素水平过高，黄体孕激素过少，或者这两者分泌不协调，就可以引起乳房中的乳腺导管上皮细胞和纤维组织增生，以致月经周期中乳腺的增生和复旧过程发生紊乱，长期积累终致乳腺增生。属于中医"乳癖"范畴。一般多以肾虚肝郁论治。本例乳腺增生症患者肿块难消、皮色不变，证属阴疽。当以气血失和、痰瘀阻滞为病机，治疗当以益气活血、化痰消癥为法，选用温经汤。原方用于冲任虚寒、瘀血阻滞，症见漏下不止，月经不调，或前或后，或 1 个月再行，或经停不至，而见入暮发热，手心烦热，唇口干燥，亦治妇人久不受孕。本方温经活血并用，重在温养而不是攻瘀，使气行瘀去，血脉通利。温中有养、有清，既补气健中，又滋阴养血，寒热并用，消补并投。现代药理研究证明，本方作用于下丘脑，促进促性激素释放激素的分泌，尤其是促进黄体生成素的分泌，具有调节性激素平衡作用，同时能促进全身血液循环。本方作用是多靶点的，同时具有有镇痛、抑菌等作用。

9. 围绝经期功能性子宫出血

功能失调性子宫出血是因性激素水平失调非器质性病变引起的异常子宫出血，以经血非时暴下不止或淋漓不尽为特点。

本病属中医学"崩漏"范畴。中医学认为本病冲任损伤，无力固摄经血而致胞宫藏泄失常，辨证以虚、热、瘀三者为主。

医案精选

◎案

王某，女，38 岁。因"阴道不规则出血 3 个月"初诊。患者平素月经错后，经期延长，量时多时少，色淡，质清稀，曾服激素治疗，疗效欠佳。近 3 个月,阴道出血未净,量时多时少,量多时暴下不止,少则点滴即净。症见:面白,时自汗出,食可,眠差,二便可,舌淡、苔薄白,脉弦细。妇科相关检查未见异常。西医诊断为功能失调性子宫出血。中医诊断为崩漏。辨证为冲任虚寒、气不摄血。方用温经汤加减。

处方:吴茱萸15g,桂枝10g,川芎15g,当归20g,牡丹皮10g,麦冬30g,白芍30g,阿胶珠15g,黄芪30g,炒白术20g,焦山楂、焦麦芽、焦神曲各20g,益母草30g,茺蔚子10g,五味子10g,生姜10g,炙甘草10g。14剂,日1剂,水煎,早、晚分服。

14天后复诊,面有血色,汗出减少,经量减少。续服前方,坚持治疗2月余,月经恢复正常。

按 本患者未值经期阴道突然出血,而后周期紊乱淋漓不尽,结合经血色淡,质清稀,面白,时自汗出等症,辨证为冲任虚寒、气不摄血。《诸病源候论》载:"漏下……以冲任之气虚损。"治以温补冲任、固气摄血。方以温经汤加减,酌加当归、黄芪、白术、五味子以补气生血摄血。

◎案

某,女,33岁。月经淋漓不尽1月余。患者诉去年产后体弱,怕冷明显,近来月经淋漓不尽,在某三级医院诊断为功能性子宫出血,经治疗无效。当时自诉月经量少,淋漓不尽,色黑,面色苍白,心慌乏力,头晕头胀,纳可,眠可,大便2日一行,偏干。舌淡暗,苔薄黄,边有齿痕,脉沉弱。方用温经汤加减。

处方:吴茱萸3g,当归10g,桂枝15g,泽兰10g,茯苓15g,炒白芍15g,炒白术10g,党参15g,阿胶6g(烊化),半夏10g,炙甘草6g,麦冬10g,续断15g。水煎服,日1剂,早、晚饭后温服。

服用4剂后,出血渐止。复诊时诉记忆力差,舌淡暗,苔薄黄,脉沉弱,用补肾调经之法治疗。

处方:五味子10g,菟丝子10g,枸杞子10g,女贞子10g,续断10g,沙参12g,生地黄12g,白芍10g,当归10g。水煎服,日1剂,早、晚饭后温服,共服14剂。后随访月经恢复正常。

按 患者产后月经不止,量少色黑,是瘀血未除尽的表现,经血淋漓不尽则加重气血亏虚,气虚不能统血,出血更难自止。气虚则血行更加不畅,瘀血阻滞加重,新血不生,形成恶性循环。温经汤,气血同补,温养经脉,吴茱萸、桂枝祛寒温通,白芍、阿胶、当归养血活血,麦冬、党参、半夏、甘草调理脾胃,中焦为枢,中焦得养则气机通畅,升降有序,疾病自愈。本方无一味药是为单纯止血而设立,服药后顽固性出血自止,效果神奇。故见血不能一味止血,否则容易造成闭门留寇,为瘀血致病留下隐患,应因势利导,通因通用,温经祛瘀而血自止。何成先认为临床使用温经汤时不宜减去任何一味药物,宜在原方基础上加量或加味运用,如治疗崩漏重用炮姜炭、艾叶炭温经止血,加续断、黄芪补气益肾止血,有很好的临床参考价值。

温经汤广泛应用于妇科诸证,李雯等认为温经汤的病机为冲任虚寒血瘀,此证型主要症状有月经异常(包括周期异常、经期异常、经量经质异常、痛经、闭经),小腹冷感或胀痛,口唇干,手足心热,主要舌象为舌质淡暗或夹瘀斑,主要脉象为沉细无力或缓弱。小腹冷为胞宫有寒,痛为瘀阻胞宫,手掌烦热是瘀血化热之症;口唇干燥,喜饮,为瘀血不去,新血不生,津液难以上润。下血日久,阴血必虚,故见舌淡,舌质暗或夹瘀斑为瘀血阻滞冲任,脉沉细无力或缓弱属虚寒之象。临床上应用温经汤加鹿角胶等治疗闭经,配合破血之品如三棱、莪术等治疗子宫肌瘤,配合小茴香外敷治疗盆腔积液疗效肯定。还可应用于不孕症的治疗,血虚甚者,加熟地黄;肝气郁结者,加香附、柴胡;气虚者,加黄芪、升麻;肾阳虚者,加巴戟天、菟丝子。

《圆运动的古中医学》一书中指出"温经汤,治妇女病证甚多,仍不外五行六气的圆运动"。人秉大气的五行而生脏腑,不论男女,所有生理病理医理,总不外五行六气圆运动。月经不调多与肝木疏泄太过或不及有关。疏泄不及,妇人出现月经来迟,月经量少,甚至闭经等病,疏泄太过,则出现带下疾病,月经提前,月经过多,崩漏等病。疏泄不及,说明水中的火气不足。金气不足,致肾水封藏不及,又会出现木气疏泄太过。脾胃之气如轴,心、肝、肺、肾四脏之气如轮,轴旋转于内,轮升降于外,使得人体气机条畅,《金匮要略》"大气一转,其气乃散",疾病自愈。温经汤组方兼顾五脏,温清补消并用,刚柔相济,温通化瘀,其中当归、川芎为张仲景常用配伍,养血祛瘀,温暖升发,以培木之生气,防止木气疏泄不及。芍药、阿胶,收敛滋润,养木息风,以助水之藏气,防止木气疏泄太过。桂枝配合芍药于当归、川芎、阿胶之中,以升降木气,而调寒热;半夏、生姜辛开散结,通降胃气;人参、甘草益气健脾,调中气之枢纽,使得人体之气机升降有序,疾病自愈。法为妙法,所以临床效果出奇。从气机升降的角度认识温经汤也可以给临床上一些新的启迪。温经汤还被广泛应用于皮肤、风湿等多种内科杂病。只有从本义上理解温经汤,仔细辨别体会,在临床应用中才能心到意到,药到病除。

10. 老年性阴道炎

老年性阴道炎常见于绝经前后的妇女,这一时期妇女的卵巢功能减退,雌激素水平降低,阴道黏膜萎缩变薄,阴道上皮内糖原含量减少,阴道内 pH 值上升呈碱性,抵抗力薄弱,杀灭病原菌的能力减低,便于细菌的侵入发生炎症。定君生的成分是乳杆菌活菌,乳杆菌活菌是阴道内的正常菌群,在阴道内生长,代谢产物为过氧化氢等酸性物质,能保持阴道内正常内环境,并抑制异常菌群的生长。

医案精选
◎案

吴某,女,60 岁。2014 年 10 月 21 日初诊。患者带下量多 3 月余。症见:体形中等,面色黄暗;带下量多,颜色黄白夹杂;下肢乏力;舌暗红,脉沉。西医诊断为老年性阴道炎。中医诊断为带下病。辨证为冲任不固。治以调补冲任。方用温经汤加减。

处方:桂枝 6g,肉桂 3g,吴茱萸 6g,川芎 6g,当归 10g,白芍 10g,牡丹皮 6g,干姜 6g,姜半夏 6g,麦冬 20g,党参 10g,炙甘草 6g,阿胶 12g,大枣 20g。水煎服,1 剂分 2 天服用。

二诊:11 月 4 日,带下明显减少,乏力感减轻。原方服至 12 月初,症状消失。

按 《景岳全书》曰:"凡妇人淋带,虽分微甚,而实为同类……总由命门不固。"患者带下病三月不愈,总由年老体衰、冲任不固、阳虚生寒所致。故用温经汤调补冲任、暖宫散寒得愈。张仲景用温经汤治疗妇人下利数十日不止,"下利"可视若"下血""带下""久汗"等。举一反三,病名不同,其理一也!

温经汤为调体妙方。黄煌教授将适宜服用温经汤的人群总结为"温经汤体质"：羸瘦，肌肉松弛，腹壁薄而无力；口唇干燥而不红润，皮肤干枯发黄或暗，缺乏光泽，或潮红，或黄褐斑。有些患者的手掌、足掌出现裂口，疼痛或发热感；指甲变薄变脆，缺乏光泽。还有的女性出现阴道炎、阴道干枯瘙痒，毛发出现脱落、干枯。温经汤可多靶点作用于下丘脑-垂体系，易于折断垂体-卵巢性腺轴，并对下丘脑-垂体系的内分泌异常具有双向调节作用。临床应用温经汤并非着眼于某个病，而是针对温经汤体质施方调理，从而扩大了温经汤的治疗范畴。

11. 闭经

闭经是妇产科临床的一种常见症状可以由多种原因引起，临床可分为原发闭经和继发闭经。原发闭经指女性年满16岁尚无月经来潮者，或年满14岁而无第二性征发育者，约占5%；或者月经来潮后继之又停经3个周期者称为继发性闭经，约占95%。

医案精选

◎案

白某，女，20岁，白种人，国籍未明。2005年10月29日初诊。来中国后闭经3年，服用西药无效，且经常头痛。症见：皮肤干燥，睡眠尚可，二便正常。唇淡，舌淡润、苔净。方用温经汤原方。

处方：吴茱萸5g，党参10g，姜半夏6g，炙甘草3g，肉桂6g（后下），当归6g，白芍10g，川芎6g，牡丹皮6g，麦冬15g，干姜6g，阿胶10g（烊化），大枣20g。

服用4周后来复诊，诉月经昨日已来，量多，且头痛未犯；并觉药甚可口。察其皮肤干燥有所好转。

按 其人为外国人，来中国后水土不服，饮食失于调摄，因脾胃为后天之本，气血生化之源，长此以往必然导致气血不足；冲任又与足阳明胃经交于气街，所以脾胃的病变会导致妇科诸疾。气血不足，经血生化无源，故长期闭经；不荣则痛，故经常头痛；嘴唇淡、舌淡润苔净、皮肤干燥，一派气血不足以荣之象。现代医学也证明长期营养不良会致卵巢功能不足，雌激素分泌减少从而引起闭经。黄煌教授选用温经汤，气血同补，温养以通，重调脾胃以调经水。方中吴茱萸、半夏、干姜皆归于阳明胃经，尤其半夏一味，通过降阳明之气,来调节冲任,从而促进经水的来潮。现代药理研究也表明:温经汤对内分泌的作用机制与吴茱萸、半夏、生姜、肉桂有关。

◎案

王某,女,28岁,已婚。1998年4月10日初诊。主诉:闭经1年。该患者16岁月经初潮,期、量、色、质均不正常,婚后如前。月经周期后延40天左右1次,经量少,色暗黑,经行腹痛,1年前正值经期,因故又急又累,随即闭经,曾多次口服中药,肌内注射黄体酮均无效。曾行西医妇科检查未见器质性改变。症见:平时腰酸痛腹冷,经期益甚,白带多质稀,气味腥,舌苔白腻,舌中有裂纹,脉沉、细、弦无力。辨证为气血素亏、阳虚寒凝、阻滞胞脉。方用温经汤加味。

处方:桂枝10g,吴茱萸6g,川芎10g,当归20g,白芍10g,牡丹皮10g,炮姜10g,半夏10g,麦冬10g,党参10g,阿胶6g,炙甘草6g,鸡血藤20g,淫羊藿10g,杜仲10g。

服药2剂,月经来潮,色暗黑,质稠,量少,历时3天。继服20剂月经恢复正常。

按 引起继发性闭经的原因很多,发病机制也较复杂。从现代医学角度讲,可因全身性疾病、内分泌疾病、子宫局部疾病及精神因素引起。但闭经原因总归起来不外虚实两端。虚者多因肝肾不足,精血两亏,或因气血虚弱,血海空虚,无余可下所致。实者多因气滞血瘀、寒湿阻滞、胞脉不通、经血不得下行而致闭经。本案患者,乃是经期后延40天左右1次,"后期而至者,多阴性而为寒"。色暗黑,量少,经行腹痛,是其明证。平素腹冷腰痛,带多质稀,显示肾气不足,寒湿之邪侵害奇经。素体肾虚,寒从内生,滞碍血行,又因寒湿之邪阻于胞脉,相互搏结,则经脉不得通,月事闭而不行。证属肾气不足,阴寒内盛,寒湿交阻,血瘀阻滞。治以补益肾气、温经化湿、通经养血之法,年余经闭,2剂而通。

◎案

田某,女,38岁。患者因闭经5个月来诊。患者未到闭经年龄而经闭,现无不适主诉。既往月经量少,色暗,有血块,经前腹痛,平素口渴不欲饮。症见:患者面色晦暗,唇干,舌质暗,苔薄黄,脉弦。辨证为温经汤证,予温经汤原方加水蛭 10g、川牛膝 20g、桃仁 10g。7 剂月经来潮,但经少,色暗。故予人参养荣汤为主方加减 30 余剂。月事已时下。

按 此患者既往月经色暗,有血块,经前腹痛,应为血瘀主证。但患者月经量少,固不可大量应用攻伐之品,否则将是虚者更虚。患者口干不欲饮应为瘀血内阻,新血不生,阴血不足,不能上乘濡润所致。故先以《金匮要略》温经汤祛瘀生新,再予补气养血之品,则诸证可愈。

12. 多囊卵巢综合征

多囊卵巢综合征(PCOS)是以长期无排卵和高雄激素血症为主要特征的内分泌紊乱性疾病,以月经稀发或闭经、不孕、多毛和肥胖等为主要表现。

本病属中医学"经闭""不月"等范畴。西医认为本病与下丘脑－垂体－卵巢轴调节功能异常、肾上腺素内分泌功能异常有关。中医辨证多与气血亏虚、气滞血瘀、痰湿阻滞等相关。

医案精选

◎案

李某,26 岁,未婚。因"闭经半年"初诊。患者既往月经规律,近 1 年月经错后,伴经期延长,40～60 天一行,8～10 天干净,量少,色暗,夹血块,末次月经半年前。症见:体型偏胖,近半年来体重增加明显,下颌处痤疮,漫肿无头,头发稀疏,乳房胀痛,小腹怕凉,有坠胀感,手足不温,食少,多梦,二便正常,舌暗、苔薄白,脉沉细。体格检查:乳房较小,腹股沟及腋下色素沉着。彩超示:子宫 4.0cm×3.0cm×3.5cm,左侧卵巢 3.5cm×2.0cm,右侧卵巢 4.0cm×2.0cm,且右侧卵巢可见卵泡数＞21 个。血生化检查示:LH 8.69mIU/ml,FSH 1.06mIU/ml。西医诊断为多囊卵巢综合征。中医诊断为闭经。辨证为冲任虚寒、气血瘀滞。方用温经汤加减。

处方:川芎 30g,白芍 10g,当归 20g,吴茱萸 10g,桂枝 10g,姜半夏 10g,牡丹皮 10g,阿胶珠 10g,山药 20g,党参 10g,郁金 15g,香附 10g,生姜 10g,大枣 10g,炙甘草 10g。7 剂,日 1 剂,水煎,早、晚分服。

二诊:服上药 7 剂后,食欲增,小腹怕凉减轻,坠胀感缓解,手足渐温。继服前方,随证加减。治疗半月后,月事来潮,继续中药调理 2 月余,经水按月而至,量、色、质均正常。

按 本患者素有月经延后,量少,色暗,有血块,现已停经半年,乳房胀痛;同时伴见面色白,头发稀疏,小腹怕凉手足不温,多梦,故辨证属冲任虚寒,气滞血瘀。《景岳全书·妇人规》载:"枯竭者,因冲任之亏败,源断其流也。"故取温经汤加减,以温补冲任养血通脉。

13. 子宫肌瘤

子宫肌瘤,亦称子宫平滑肌瘤,或子宫纤维瘤,是最常见的女性生殖系统良性肿瘤。它可以引起子宫异常出血、盆腔压迫症状、疼痛及影响生育能力,也是临床行子宫切除术的主要病因,对女性生殖健康、社会医疗资源和卫生经济带来很大的不利影响。对子宫肌瘤发病机制的了解有助于临床医师更好地理解和治疗本病。迄今为止,子宫肌瘤的发病机制尚未完全明确。遗传因素、性激素及其受体、生长因子和细胞外基质在子宫肌瘤的形成与生长中均起重要作用。

中医学虽无子宫肌瘤这一病名,但根据其临床表现,属"癥瘕""石瘕""肠覃"等范畴,癥瘕的形成,多与正气虚弱,血气失调有关。王永炎等认为石瘕主要病机为气虚血瘀,其本是癥积瘤体,其标表现为月经过多,以攻补兼施为大法,治本可选用桂枝茯苓丸加减,方中桂枝辛甘而温,温通血脉,以行瘀滞,为君药;桃仁味苦甘平,活血祛瘀,助君药化瘀消癥,用之为臣;牡丹皮、赤芍味苦而微寒,既可活血散瘀,又能凉血以清退瘀久所化之热;茯苓甘淡平,渗湿祛痰,以助消癥之功,健脾益胃,扶助正气,均为佐药;诸药合用,共奏活血利水,缓消癥结之功,使瘀化癥消,诸证皆愈,本方寒热并用,作用和缓,具有化瘀而不伤正的特点,瘀血内停是子宫肌瘤形成的主要原因,故非经期除用化瘀之品外,亦应重视软坚散结之类,常选用夏枯草之苦寒,水蛭、海藻之咸寒,软坚消癥、破瘀不伤新血;山慈菇甘寒散结之力尤强,能显著抑制肌瘤细胞核的分裂;老紫草为清热凉血之佳品,能有效地对抗促性腺激素的释放,尤适宜更年期子宫肌瘤出血量多者;浙贝母苦寒长于清火散结,多用于瘀血与痰湿互结为患的肌瘤病者。

医案精选

◎案

张某,女,42 岁,已婚。因"憋尿半年,加重 1 个月"就诊。患者自诉半年前自觉排尿不畅,未经治疗,近 1 个月来,症状加重,排尿困难,小腹胀满。平素月经 30 天一行,10~20 天干净,量多,色暗,夹血块,痛经,白带量多,色白,无异味,下腹部触之有结块,按之痛,面色晦暗,有斑,气短乏力,食可,大便可,失眠易醒,舌质暗黑,苔白,脉沉弦。彩超示:子宫多发肌瘤,较大者为54mm×40mm。西医诊断为子宫肌瘤。中医诊断为癥瘕。辨证为冲任失调、痰瘀互结。方用温经汤加减。

处方:川芎 30g,白芍 10g,当归 20g,吴茱萸 10g,桂枝 20g,姜半夏 10g,牡丹皮 10g,丹参 30g,山药 20g,党参 10g,柴胡 15g,香附 10g,三棱 10g,莪术10g,鸡内金 15g,车前草 30g,茯苓 15g,远志 10g,生姜 15g,大枣 10g,炙甘草10g。7 剂,日 1 剂,水煎,早、晚分服。

二诊:服上药 7 剂后,排尿较前顺畅,腹胀减轻,经量减少,血块变小,经期缩短,白带减少,睡眠好转。坚持治疗 2 月余,排尿正常,月经恢复正常,复查 B 超示:子宫前壁黏膜 9cm×7cm 大小,实性低回声团。

按 子宫肌瘤,是女性生殖器最常见的良性肿瘤,属中医学"癥瘕"的范畴。中医学认为本病是因气机阻滞,瘀血、痰饮、湿浊等有形之邪停聚于胞宫日久而成。本患者腹部症状不明显,以"憋尿"症状就诊结合全身其他症状辨证为冲任瘀阻,痰瘀互结之证。以温经汤加减,酌加柴胡、香附、三棱、莪术、鸡内金以助行气化瘀之功。

14. 乳汁不足

产后哺乳期内,产妇乳汁甚少或无乳可下者,称"缺乳"。又称"产后乳汁不行""无乳""乳难"等。多发生于产后 2~3 天至半月内,也可发生在整个哺乳期。临床以产后初期的缺乳为常见。本病在我国妇女中较为常见,虽非重症,但已成为影响母乳喂养的重要因素。使母乳喂养率下降,影响婴幼儿的生长发育及身心健康,不利于产妇身体的恢复,加重了家庭经济负担,影响了人口素质的提高。家庭支持情况与产后缺乳有显著相关性。家庭的支持包括:支持纯母乳喂养,协助按需哺乳和夜间哺乳,对乳母的理解、关心和支持,减轻乳母家务和思想负担,使保持心情舒畅,精力充沛,不添加代乳品,不使用奶瓶等。而家族缺乳史,如母亲或姐妹有缺乳病史也与产后缺乳有显著相关性。其可能与遗传及家族缺乳史影响母乳喂养信心,或者产妇不能从母亲姐妹处学习正确的母乳喂养知识有关。乳腺疾病如乳头凹陷、乳头皲裂等可通过影响婴儿吸吮而导致缺乳。因此,应当在产前检查时及早发现乳头凹陷,并给予纠正,采用正确的哺乳方法,防止乳头皲裂的发生,降低因乳腺问题而导致的产后缺乳。

产妇产后精神状态与产后缺乳有显著相关性。妊娠、分娩、产后,体内激素水平急剧变化,致神经系统功能状态不佳,内分泌功能状态不稳定,产时产后的并发症,不良分娩结局,产妇躯体接受不良心理应激源等,均易影响产妇精神状态。因此,积极做好产前有关的宣教,消除孕产妇不良的躯体和精神刺激,以良好的心理状态对待妊娠、分娩和产褥期。积极处理分娩并发症,提供适当的镇痛和良好的分娩环境,对有症状的孕产妇应该加强心理卫生保健,让其消除恐惧、焦虑情绪,对减少产后缺乳的发生有重要意义。

医案精选

◎案

常某,女,25 岁。患者产后 1 个月,乳汁不足,神疲乏力,曾服用补气养血中药效果不佳。经详细问诊:患者 1 个月来经水淋漓未断,量少,色暗,口干,舌暗苔白,脉沉细。予温经汤加王不留行、路路通。5 剂后月经停止,再予归脾丸口服 10 天后精神转好,乳汁充足。

按 此患者为产后血虚,兼有瘀血内停。瘀血内停,新血不生,乳汁乃血之化生,故乳汁不足。血瘀于内,血不循经,则经水淋漓。阴血亏虚,则口干舌燥。气血不足,则神疲乏力,舌淡苔白,脉沉细。应用温经汤使瘀血得去,新血再生,血行脉中,则经水得止;新血再生,则源泉不竭,乳汁充足。

中医治病在于辨证,可多病一方。温经汤之方,临床治疗妇女之病颇多,不能仅拘泥于经书所云,经临床观察,此方不仅仅用于治疗月经疾病,可治疗一切符合"冲任虚寒,瘀血阻滞,新血不生"之疾病。男性凡是符合"瘀血内阻,新血不生"之主证疾病,亦可尝试应用。

◎案

曹某,女,29岁,已婚。因"产后缺乳1个月"初诊。患者自诉2个月前剖宫产下1个男婴,后坚持母乳喂养,近1个月来,乳汁稀薄,量少,渐至于无;自行食用鲤鱼汤、猪蹄汤等催乳,效果不显。症见:面色黄,口唇干燥,心悸,心烦,失眠,健忘,手心烦热,倦怠乏力,食欲差,平素畏寒,怕风,舌质淡,有齿痕,苔薄白,脉细。中医诊断为缺乳。辨证为冲任虚寒、气血亏虚。方用温经汤加减。

处方:川芎20g,吴茱萸10g,牡丹皮10g,白芍30g,丹参10g,党参20g,当归20g,熟地黄30g,龙眼肉10g,酸枣仁15g,黄芪30g,麦冬30g,通草10g,桔梗10g,丝瓜络10g,生姜15g,大枣10g,炙甘草10g。7剂,日1剂,水煎,早、晚分服。

二诊:乳汁稍有增加,口唇渐润,心悸、心烦好转。前方加减,继服41剂,乳汁增加,嘱饮食调养,恢复正常。

按 缺乳是指产褥期内产妇乳汁量少甚或无的病证,西医对此没有明确的认识,中医辨证多与气血虚弱、肝气郁滞有关。本患者有剖宫产史,且产后坚持母乳喂养。《景岳全书·妇人规》载:"妇人乳汁乃冲任气血所化。"结合面色黄、口唇干燥、心悸、失眠、健忘、倦怠乏力等症,辨证为冲任虚寒、气血亏虚。治以温补冲任、补气养血佐以通乳。方用温经汤加减,加熟地黄、龙眼肉、酸枣仁、黄芪补养气血,使乳汁化生有源,佐通草、桔梗、丝瓜络以行气通络下乳。

15.经行腰痛

每逢经行前后或值经期,出现腰部作痛,经净后逐渐缓解者,称为"经行腰痛"。经行腰痛多与肾脏有关。肾阴不足、肾精亏虚、肾阳虚衰均可引起经行腰痛,另外气血不足、瘀血阻滞、寒湿凝滞等亦可引起经行腰痛。

医案精选

◎案

王某,女,17岁,未婚。2002年10月20日初诊。2年前因经期路遇大雨感受寒凉后,月经周期后错,每50天至3个月来潮1次,量少,色黑,带经

2 天净,经期腰部冷痛身体前屈不愿直立,平时疲乏无力,腰足酸沉发凉,带下清冷量多,舌质淡,脉细缓。中医辨证为肾虚血亏、寒伤冲任。方用温经汤加味。

处方:桂枝 6g,吴茱萸 6g,川芎 10g,当归 15g,白芍 10g,牡丹皮 10g,生姜 6g,半夏 10g,麦冬 10g,党参 10g,阿胶 6g,炙甘草 6g,杜仲 10g,巴戟天 10g,桑寄生 10g,丹参 15g。

服上药 7 剂后月经于 10 月 29 日来潮,血量较前增多,腰冷痛明显减轻,下次经前继服 3 剂而愈。

按 本例患者乃因素体阳虚,肾虚血亏,气血不足,经期感受寒凉,寒伤冲任,外寒与内寒相合,客于冲任,血被寒凝,经脉受阻,故见月经后错,量少色黑,月经期腰酸冷痛。《妇人大全良方》:"肾主腰足,因劳伤损动,其经虚则风寒乘之……腰腹相引而痛。"因腰为肾之府,肾阳虚故见腰腿酸沉,周身乏力。治以温经散寒、益肾养血,使寒邪驱散,血脉通畅,则冲任安和,诸证自愈。

温经汤能治瘀血不行,主治唇口干燥,因半产、瘀血在少腹不去而出现暮即发热,少腹里急,腹满,手掌烦热之瘀血症状。吴茱萸、桂枝温经散寒,通利血脉;牡丹皮主寒热邪气,除瘀血留滞于肠胃,故适宜于此症;当归、白芍、川芎能活血行瘀;阿胶、麦冬养阴润燥而清虚热,阿胶还能止血;人参、甘草益气健脾,以资生血之源,并达统血之用;冲任二脉均与足阳明胃经相通,半夏能通降胃气而散结,有助于祛瘀调经;生姜温胃气以助生化。诸药合奏温经散寒通脉、祛瘀养血之用,则瘀血去,新血生,虚热消,月经调而病自解。汤名温经,以瘀血得温行也,方内多培养气血之药,未曾着重逐瘀,而瘀血自去者,此养正邪自消之法也。温经汤能补气血,能温能通,故亦主妇人少腹寒,久不受胎,崩中去血,至其不来者。热而迫血妄行者,不可用此汤也。温经汤过期不来者能通之,月来过多者能止之,少腹寒而不受胎者,并能治之。确系如此,临床用之,随证加减,自有体会。

16. 膜性痛经

膜性痛经多由于子宫内膜炎或黄体功能活跃而导致子宫内膜膜性的形成,主要表现以痛经剧烈、经血中夹有膜片状瘀块为特征。中医称其发病时

"经来痛甚""痛引腰骶",病因可以由寒凝胞宫,凝滞经脉,使气血瘀阻而成。

若经来痛甚者,可加制乳香、制没药活血化瘀止痛;若经来伴有膜块,可加蒲黄、五灵脂、莪术活血化瘀,荡涤膜块;若伴有呕吐者,加制半夏、竹茹降逆止呕;若伴有头晕者,加天麻、钩藤息风止头晕;若情绪抑郁,经来不畅者,可加枳壳、制香附、红花行气活血;若小腹冰冷者,本方去麦冬,加小茴香、花椒温中止痛。膜性痛经的患者比较年轻,除了对症治疗外,要鉴别疼痛的性质和患者情绪,若经痛剧烈,伴小腹冰冷,手足不温者,是寒凝血瘀,治以温经散寒、化瘀止痛为主,在温经散寒的基础上,随证加减用药。

医案精选

◎案

某,女,17岁。2009年4月15日初诊。主诉经来腹痛3年。3年前开始经来腹痛,常以经来第1天或第2天疼痛甚,深以为苦。平日喜食冷饮。症见:经来腹痛,小腹疼痛难忍,痛引腰骶,周期尚可,经量不多,常夹有血块,有时恶心欲呕,坐卧不安,四肢冰冷,舌质淡,苔薄白,脉沉紧。西医曾诊为"原发性痛经""膜性痛经",经治疗后未见改善。中医诊断为经行腹痛。辨证为寒湿凝滞胞宫、气血不通。治以温经散寒、活血化瘀。方用温经汤化裁。

处方:吴茱萸、当归身、川芎、赤芍、桂枝、制半夏、带皮桃仁、莪术、蒲黄(布包煎)各9g,制没药、制乳香、延胡索、荔枝核各12g,炙甘草5g。3剂,日1剂,水煎服。

药后疼痛明显改善,守上方加减2周后,诸证渐缓。嘱患者下次月经来潮前2天前来继续治疗,如此调理5个周期,痛经已愈。

按《景岳全书·妇人规》载:"经行腹痛,证有虚实。实者或因寒滞,或因血滞,或因气滞,或因热滞。虚者有因血虚,有因气虚。"《傅青主女科》又载:"夫寒湿,乃邪气也,妇人有冲任之脉,居于下焦……经水由二经而外出,而寒湿满二经而内乱,两相争而作疼痛。"本病例由于患者平日喜食生冷,寒湿伤于下焦,客于胞宫,与经血蕴结,使经血运行不畅而涩滞,不通则痛。根据病症,采用温经汤为基础方,辨证加减,又结合膜性痛经的特点而用药,辄见效验。方中以温经汤温经散寒、活血化瘀,加上带皮桃仁、蒲黄、制没药、延胡索活血祛瘀、通经止痛作用明显增强;又加莪术、荔枝核破血祛瘀,荡涤膜块,使膜块去而痛止。诸药合用,膜散而经来畅顺,其疼痛自止。由于方药对症,标本兼顾,故能向愈。

17. 产后恶露不绝

妇女产后,由阴道排出的瘀血、黏液。产妇分娩后随子宫蜕膜特别是胎盘附着物处蜕膜的脱落,含有血液,坏死蜕膜等组织经阴道排出称为产后恶露,或称恶露不尽、恶露不净、恶露不绝、产后恶露不尽、产后恶露不绝等。

本病是妇产科的常见病,部分与寒凝血瘀有关。若恶露量少,紫暗有块,小腹冷痛,排出血块则痛减,畏寒肢冷,面色无华,舌质淡,苔薄白,脉沉涩,可用温经散寒、养血祛瘀的温经汤加减治疗。若恶露夹有血块,小腹胀满,疼痛甚者,可加益母草、制乳香、蒲黄、五灵脂活血化瘀、通经止痛;若脘腹胀满,两肋胀痛者,可加枳壳、郁金、川楝子疏肝解郁;若恶露紫暗,小腹冰冷者,本方去麦冬,加干姜、小茴香温经散寒;若腰膝酸软者,可加杜仲、牛膝强壮腰骨。

医案精选

◎案

某,女,31 岁。2010 年 11 月 16 日初诊。主诉产后腹痛已 4 天。其家人到附近药行购买药物服用无效,前来求诊。症见:小腹疼痛,恶露量少,紫暗有块,自觉小腹冰冷,触诊两手冰冷,舌质淡,苔薄白,脉沉迟而涩。中医诊断为产后恶露不绝。辨证为气血虚弱、寒凝血滞。治以益气补血、温经散寒、活血化瘀。方用温经汤加减。

处方:吴茱萸、当归、川芎、芍药、桂枝、阿胶(烊化)、带皮桃仁、蒲黄(布包煎)、延胡索各 9g,益母草 15g,党参 30g,炮姜、炙甘草各 6g。3 剂,日 1 剂,水煎服。药后疼痛减轻,守上方加减 3 剂后,诸证向愈。

按 《医宗金鉴》载:"产后恶露不下,有因风冷相干,气滞血凝而不行者,必腹中胀痛。"本患者由于平素气血较弱,产时失血耗气,导致气血更虚弱,寒凝血滞所致。气血虚弱,寒凝胞宫,导致小腹疼痛而有冷感,经色紫暗,夹有血块,肢冷畏寒为主要症状。根据患者临床证候,采用温经散寒、活血化瘀的温经汤为基础方,又结合兼证而进退,故能获效。治疗本病,既用吴茱萸、桂枝、炮姜扶阳温中,散寒止痛;又用带皮桃仁、延胡索、蒲黄、益母草以加强其活血化瘀、行气止痛之力,使子宫血液循环恢复正常;还用当归、川芎、芍药、阿胶、党参、炙甘草既健脾益气,促进消化吸收,又补血养血,使气血充足以顾其本。本方通中有守,攻补兼施,方药对症,故收良效。

18. 调理

医案精选

◎案

朱某,女,43岁。2006年11月28日初诊。患者形体中等,因面色苍白如贫血貌,且身体感觉不舒适,希望调理。平素怕冷,手足皮肤干燥,自觉手如树干般干枯,每日需要搽润肤油2~3次方感舒适;唇干燥,经常发口腔溃疡而深感苦恼;头发容易掉;检查小腿皮肤干燥;白细胞略低于正常值;舌暗淡,苔薄。符合温经汤体质,方用温经汤加减调理。

处方:吴茱萸10g,党参10g,麦冬20g,炙甘草6g,姜半夏6g,肉桂6g(后下),当归10g,白芍10g,牡丹皮10g,赤芍10g,川芎6g,阿胶12g(烊化),干姜6g,大枣30g。

药后1周患者因口腔溃疡未作而甚感高兴,同时患者自觉怕冷好转,大便亦甚为通畅。原方令其熬膏冬日服用以巩固疗效。

按 黄煌教授临证不仅将温经汤用于年轻的女子,对于那些处于围绝经期的妇女亦常用。她们正处于雌激素水平下降的时期,常伴有精神神经症状和血管舒缩症状,身体也趋于衰老,头发干枯易脱,口唇干枯,面如尘色,或雀斑渐多,手掌干裂起皮,从外貌上已经渐渐地失去女性的风韵,躯体似乎慢慢干枯,服用温经汤后往往能恢复其年轻时的滋润。患者的贫血貌、手足皮肤干燥、自觉手如树干样、唇干、易掉头发、小腿皮肤干燥为其机体失去濡养的表现。温经汤温养活血,可以调理这类体质从而长期服用,为了方便还可以熬成膏作为这类患者冬令进补的营养佳品,美之曰"温经膏"。

第三节　皮肤科疾病

温经汤出于《金匮要略》,其命名为温经汤凸显其温经行血的重要性。温经汤证总的病机为精血亏虚导致的胞宫虚寒于下,虚热燥扰于周身。胞宫虚寒或冲任虚寒,精血运行不畅,瘀血阻滞,或兼有阴虚血燥。温经汤虽名曰"温经",实则"温、清、补、消"面面俱到,虽曰"温胞宫虚寒""偏走下焦",实则"温下清上""上、中、下三焦同治",吴茱萸、当归、川芎、白芍、桂枝、生姜温下焦胞宫之虚寒;牡丹皮、麦冬清上焦之虚热;半夏从阳引阴、降逆通泄,调理中焦脾胃气机则枢机通常,阴阳自和。王和平教授将温经汤归为三焦同治的良方,故临床应用甚多。现暂举王和平教授应用温经汤验案数例,以资后辈共享。

1. 痤疮

痤疮是一种累及毛囊皮脂腺的慢性炎症性皮肤病,好发于青春期,因此也被称为"青春痘"。痤疮多发生在面部和胸背等皮脂溢出部位,常表现为黑白粉刺、丘疹、脓疱、结节、瘢痕。痤疮是一种皮肤病,一直困扰着许多年轻人,研究表明,12～24 岁的青少年痤疮发病率高达85%。

医案精选

◎案

张某,女,43 岁。2008 年 10 月初诊。既往史:痤疮病史 15 年,1993 年生产后,颜面部开始散在痤疮,多年来曾口服丹参酮胶囊、消痤丸、克拉霉素,外用夫西地酸乳膏、克痤隐酮凝胶,病情反复,现为求系统治疗,遂来求诊中医。症见:额头、下颌部散在丘疹,上有脓头,皮疹颜色红,稍有瘙痒感,面色萎黄,自诉平素手脚畏寒,月经后期,月经量少,经行腹痛,饮食正常,二便调,舌淡紫尖略红,苔薄白,脉沉细。中医诊断为痤疮。辨证为胞宫虚寒、虚火上冲。方用温经汤加减。

处方:吴茱萸 10g,当归 15g,白芍 20g,丹参 20g,牡丹皮 15g,麦冬 20g,清半夏 10g,黄芩 15g,桑白皮 15g,黄柏 10g,黄连 5g,肉桂 3g。7 剂,日 1 剂,水煎分早、晚温服。

二诊:皮疹明显减轻,未见新发皮疹,面色好转,颜面三角区内油腻感,上方加茯苓 20g,继服 14 剂。

2 个月后就诊,自诉服药后颜面部无新发皮疹,月经现已正常,面色红润。

按 本例患者单纯从颜面皮疹来看不能判断为实火、虚火,但结合病史及面色、月经情况及舌象、脉象四诊合参当辨为胞宫虚寒,虚火上冲于颜面则颜面散布丘疹,上有脓头,故治疗时当调摄冲任、清上温下、三焦同治,二诊时自诉颜面油腻感故加入茯苓健脾利湿。痤疮是由多种因素引起的皮肤病,病程长,易复发,病因比较复杂,目前其发病机制尚未完全清楚。尽管治疗方法很多,迄今为止,还不存在一种公认的治疗方案,目前治疗根据不同的临床分型和皮疹特点,采取综合疗法,内外兼治。鉴于痤疮具有自限性,应尽量避免应用副作用大的药物,面部由于痤疮留下的色素沉着和较大的瘢痕是难以修复的,所以日常的护理显得尤为重要。这样痤疮的预后效果令人满意。

2. 荨麻疹

荨麻疹是一种常见的过敏性皮肤病,有 20% 左右的人在一生中患过荨麻疹。其损害皮肤表层,表现为红色匍行边缘、中央苍白的团块皮疹,有时可融合成巨大风团。荨麻疹临床表现为大小不等的局限性风疹块损害,骤然发生,迅速消退,瘙痒剧烈,愈后不留任何痕迹。引起荨麻疹的原因较多,有吸入物、食物、药物、感染、物理因素、精神因素等。发病机制可以是免疫性的(最常见的是 IgE 介导的 I 型变态反应)和非免疫性的。常与各种诱发因素造成组胺、5-羟色胺、缓激肽、慢反应物质等炎症介质增多有关。病程 6 周以内为急性荨麻疹,超过 6 周为慢性荨麻疹。

中医称荨麻疹为"瘾疹",因其以身痒为主症,且发作无常之故。病机主要包括六淫侵袭,兼挟为病;脏腑不调,七情内伤;禀赋异常,内外合邪等,尤其强调风邪是本病发病的关键因素。经方采用六经辨证,对皮肤疾患有较佳疗效。临床实践中以张仲景《伤寒杂病论》六经辨证思想为指导,采用经方治疗荨麻疹,取得了一定的疗效。

医案精选

◎案

孙某,女,45岁。2009年3月初诊。既往有荨麻疹病史5年,自诉5年前月经经尽后,外出海边游玩,下海游泳后,周身散在风团,瘙痒剧烈,以下肢及腰腹部为重,于当地医院诊断为荨麻疹,口服中药及抗组胺药物,病情反复,现为求系统治疗,遂来医院求诊中医。症见:腰腹部及下肢散在风团,颜色略红,自述瘙痒明显,面色暗淡无华,唇干,口干,周身畏寒,夜间手足心热,汗出较少,饮食正常,夜寐多梦,二便调。月经周期正常,色暗红,量少。舌暗苔白腻,脉沉滑。中医诊断为瘾疹。辨证为冲任虚损、不荣于表。方用温经汤加减。

处方:吴茱萸10g,当归15g,白芍15g,阿胶10g,川芎10g,牡丹皮15g,白鲜皮20g,茯苓皮20g,茯苓15g,麦冬20g,郁金15g。7剂,日1剂,水煎,早、晚分服。

二诊:自诉荨麻疹发作频率明显减少,发疹数目减少,手足心热好转,夜寐好转,口干、唇干未见明显改善,上方加地骨皮20g、山茱萸15g。继服7剂。患者1个月后复诊,病情明显好转,治疗同上,半年后随访,患者病情痊愈。

按 《素问》曰:"女子……六七,三阳脉衰于上,面皆焦,发始白。"此妇人四十五岁,冲任已亏,阳气已衰,导致卫气不足,不能顾护肌表而发疹,面色暗淡无华,精血暗耗,故不能使用大剂辛温发散之剂祛风止痒,方中阿胶、当归、白芍、川芎补养胞宫之精血,吴茱萸温养下焦之元气,"独阳无生""孤阴不长",阴阳协调则气化有常,阳气充则卫气旺,故疹发减少,疹发于下多由于寒湿也,故加入茯苓皮、白鲜皮利湿止痒,郁金、麦冬清心除烦而安神。

3. 黄褐斑

黄褐斑是一种获得性色素沉着皮肤病,表现为色素对称性沉着,呈蝶翅状,轻者为淡黄色或浅褐色,点片状散布于面颊两侧,以眼部下外侧多见;重者呈深褐色或浅黑色,主要分布于面部。本病多发于中青年女性,多数患者无任何自觉症状,少数略感不适。该病与机体的整个功能状态密切相关,大多数患者伴有不同程度的月经失调、失眠、心烦易怒等内分泌系统及自主神经系统功能紊乱症状。因此黄褐斑不但影响容貌,而且给患者带来了生活及精神方面诸多烦恼和痛苦。但黄褐斑发病机制复杂,真正发病原因目前尚不十分清楚。多数学者认为与下列因素有关:内分泌失调、妊娠雌激素和孕激素水平、口服避孕药、子宫卵巢疾病、遗传因素、氧自由基、紫外线照射、血清铜含量、甲型病毒性肝炎、乙型病毒性肝炎、胆囊炎、酪氨酸功能障碍、化妆品、光毒性药物、抗癫痫药及情绪波动等,在上述诸因素中认为内分泌失调、遗传因素、紫外线照射是发病的主要原因。

医案精选

◎案

周某,女,32岁。2010年3月初诊。既往史:颜面双颊部散在鸡蛋大小黄褐色斑片2年。患者自诉2008年小产后双颊部开始出现褐色斑片,未经治疗,现逐渐扩大,今为求系统治疗,遂来医院求诊。症见:颜面双颊部散在鸡蛋大小黄褐色斑片,无不适感,面色无华,盗汗,月经量少,月经后期,经后腰部酸痛不适,夜寐多梦,饮食调,大便干,小便正常,平素手足心热,舌淡尖红,苔薄白,脉细滑。中医诊断为黄褐斑。辨证为精血亏虚、血虚致瘀。方用温经汤加减。

处方:吴茱萸5g,当归20g,白芍30g,川芎15g,牡丹皮15g,地骨皮20g,黄柏10g,黄精20g,菟丝子15g,首乌藤30g,炒酸枣仁15g,知母10g。14剂,日1剂,水煎早、晚分服。

二诊:药后皮疹未见明显改善,但夜寐好转,倦怠感消失,故加大填精益血力度,加龟板15g,患连服45剂后,黄褐斑消失,诸证悉除。

按 小产后精血大亏,精血不能上荣于面部,故面色无华,月经量少,月经后期,经后腰部酸痛不适,"精血同源"精亏则血损,血损则精亦耗,"肾藏精",精血耗则肾的封藏之能下降,日久则累及肾脏,肾色外露于颜面则发"鹜黑斑"。"面黑为劳""面黑为瘀血",方中川芎、牡丹皮、首乌藤和血活血通络;黄精、菟丝子、龟板补益精血;当归、白芍养血和血。

4.雀斑

雀斑是常见于中青年女性日晒部位皮肤上的黄褐色色素斑点,主要发生在面部、脖颈等部位。典型皮损为淡褐色至黄褐色针尖至米粒大小斑点,孤立而互不融合,有着清楚但不规则的边缘,患者症状不明显。雀斑在儿童时期发病居多,其次是青春期。

《诸病源候论》曰:五脏六腑十二经脉,皆上于面,夫血之行俱荣表里,又或痰饮积于脏腑,风邪入于腠理,使气血不和,或涩或浊,不能荣于皮肤,故变生黑䵢。即是,形成面部雀斑的主要原因是肝火郁结在经络血分,肾精亏损,水亏不能治火,污浊滞于肌肤,风邪外搏而产生斑点。这就是肾水不足,不能从面部散发,虚火导致气血凝滞而产生雀斑。或者是,一向血热内滞的身体,触犯到风邪,旺盛的气血和风邪在经络里相互搏斗,无法从肌肤中散发出来,就会产生雀斑。

医案精选

◎案

于某,女性,35 岁。主因面部雀斑就诊,患者自诉生育后面部出现雀斑,且近一年来逐渐增多。患者月经周期正常,月经量少色暗,有血块,平素经常出现口干舌燥症状,手足心热。舌红苔薄黄,脉弦细。予温经汤为主方加生地黄、鸡血藤等,前后 50 余剂,面部雀斑消失。

按 患者应为产后瘀血内停,新血不生。瘀血内停导致月经色暗有血块,在于肌表则表现为肌肤不荣,面部有雀斑出现,甚至肌肤甲错。新血不生则月经量少。新血不生,阴血亏虚,则阳浮于上,因而出现手足心发热,口干舌燥,舌苔薄黄。应为温经汤主证。

◎案

某,女,37 岁,未婚。痛经 20 余年,每次月经来潮即腰腹疼痛剧烈,小腹冷痛,经前乳房胀痛,经期多错后 1 周左右,经量偏少色暗,手脚凉,纳可,口干,眠差,大便可。平时工作压力大,每逢秋冬便咳嗽迁延难愈。舌淡暗苔白,脉沉弦。患者素体阳虚,冲任虚寒,瘀血阻滞,经行不畅。方用温经汤加减。

处方:吴茱萸9g,当归10g,桂枝6g,远志12g,白薇6g,牡丹皮10g,炒白芍15g,党参12g,阿胶6g(烊化),川芎6g,半夏10g,生甘草6g。7剂,日1剂,水煎,早、晚饭后温服。月经来潮前1周开始服药。

服药当月患者自诉未出现痛经,且月经量色正常。嘱患者月经前1周开始服用本方至月经来潮。3个月后,患者经期疼痛已明显缓解,脸上钱币大小的黄褐斑消退,睡眠亦好转。

【按】现临床中人参多用党参代替,临床上依照吴茱萸9g进行治疗,患者未出现不适。文献统计,应用温经汤治疗时,吴茱萸最大用量在20g,最小用量为3g,平均用量为8g左右,基本和原方用量接近,并未见严重不良反应。有资料显示治疗头痛、眩晕、痛经时吴茱萸用量应加大,超过常用剂量1.5～4.5g方能奏效。温经汤中含有芍药甘草汤,芍药甘草缓急止痛力效,本方又有很好的温通作用,止痛效果佳。黄褐斑多为血瘀所致,气虚、气滞、寒凝均可导致血行不畅,方中党参、甘草补气活血,吴茱萸和芍药均入肝经,暖肝柔肝,条达木气,配合养血活血之品,诸药合用,暖宫祛瘀而斑自消。血行不畅则肌肤毛发失养,出现口唇干、皮肤干、头发干枯易脱落,服用本方后许多患者皮肤光亮润泽,脱发减少,可见温经汤确为美容妙方。

5.银屑病

银屑病俗称牛皮癣,相当于中医的"白壳疮""顽癣"等,是一种常见顽固性皮肤病,以红色丘疹或斑块上覆多层银白色鳞屑为特征,有慢性复发倾向,难以根治,目前尚无特效疗法。

中医认为本病由外邪内侵,七情内伤,脾胃失和等因素所致。银屑病的病因病机以血热论、血瘀论、血虚论最有代表性。银屑病的病因病机为:素体燥热,兼外感邪毒,使血热内蕴,郁久化热,而成血热之证;病久耗伤气血,营血亏虚,肌肤失养;七情所伤,久病成瘀,瘀血阻络,郁久化火;饮食不节,湿热内生蕴结肌肤。

医案精选
◎案

某,女,50岁。银屑病多年。近日复发,瘙痒,脱屑,每天必须洗澡,否则瘙痒难耐,不碰不痒,搔抓后更甚,甚则出血,检查见全身皮损散发,皮肤干燥脱屑,身体瘦小,手掌干燥,唇干燥,患者自诉近半年月经量少,几个月不来月经,没有规律,舌质红、苔薄白,脉沉。患者符合温经汤体质,用温经汤加减治疗。

处方:吴茱萸6g,半夏12g,麦冬20g,党参15g,肉桂15g,当归10g,川芎15g,赤芍15g,牡丹皮15g,甘草10g,桃仁15g,茯苓15g,麻黄10g,阿胶10g。5剂,日1次,1剂药服2天。

二诊:患者病情明显好转,瘙痒减轻,皮损颜色变淡,脱屑减少,舌淡红苔白,脉沉缓,患者为温经汤体质,上方继服5剂,日1次,每剂药服2天。后患者坚持服用,病情逐渐缓解皮损变薄,颜色变淡,瘙痒减轻,现仍在治疗中。

按 本例患者为何近几年病情加重,与更年期后其体内的激素水平下降有密切关系,温经汤可以作用于性腺－垂体－下丘脑轴提升体内雌孕激素水平,从而润泽肌肤,治疗银屑病。

6. 脱发

临床常见的脱发有斑秃和脂溢性脱发两种。斑秃又称圆形脱发,中医称为"油风""鬼剃头",为一种骤然发生的斑状脱发,轻者脱发呈片状,重者可全秃或普秃,发病原因认为与自身免疫情况、遗传及精神因素有关。脂溢型脱发多见于青壮年男性,是皮肤科常见病及多发病,主要表现为头部额颞区及顶部的渐进性脱发,其发病原因复杂,一般认为与遗传易感性和头皮毛囊局部雄激素的代谢异常有关。目前,西药对于脱发尚无特效的治疗方法,而我国传统中医对脱发的病因病机和治疗有一些独到的认识和方法,有些取得了较好的疗效。

中医认为,脱发与人体五脏中的肝、肾、脾及气血有关,发乃血之荣,没有充盈的血液,头发则无以滋养;肝藏血,主疏泄,肝失疏泄则气机不畅,血不能随气濡养皮肤,毛孔舒张则发落;肾主骨,其荣在发;脾主运化,将水谷精微上输心肺而化为气血等重要生命物质,所以,当它们的功能发生任何变化时,都会导致头发的脱落,因而调节身体到正常状态,有利于治疗脱发。

医案精选

◎案

某,女,32岁。脱发1个月。表现为头发稀疏减少,无头皮油脂分泌过多,无头癣,背痛,小腿皮肤干燥,面黄,有黄褐斑,畏寒,小腹正中有压痛,产后9个月,月经未至,既往月经少,出汗少,有时白带黄,现为清稀白带,有时易急躁,发脾气,舌质红,苔薄,舌下静脉粗张,脉寸浮。初诊因考虑患者面黄贫血貌,有黄褐斑,月经过少而应用小柴胡合当归芍药散,疗效不明显,仍有脱发,但查体小腿皮肤干燥脱屑,如鱼鳞状,腰痛,手掌口唇干燥,全身皮肤干燥,急躁,小腹有压痛。月经量特别少,没有涌出感,点滴即无。舌质红,苔白,脉细。患者体瘦,追问病史有多次流产及不孕症史,考虑患者为温经汤体质,遂应用温经汤,因又有明显的瘀血体征,故合用桂枝茯苓丸。

处方:吴茱萸6g,当归10g,川芎15g,白芍10g,肉桂10g,牡丹皮10g,半夏10g,麦冬20g,党参15g,阿胶10g(烊化),茯苓12g,桃仁12g,生姜15g。日1次,1剂药服2天。

20天后患者脱发明显减少,月经量增多,下肢干燥的皮肤好转,面部皮肤变白如做美容,患者兴奋之至,因要外出打工而停药。

按 本例患者符合温经汤的经典使用指征,"曾经半产,瘀血在少腹不去",多次流产造成了身体虚损是引起本病的原始病因。

第四节　其他疾病

1.不寐

不寐相当于西医所指失眠症,是多种躯体、精神和心理疾病所具有的常见临床表现。不寐主要表现为入睡困难、夜间易醒、早醒、多梦噩梦、翌晨困倦、注意力不集中等,并与多个系统疾病相兼出现,直接影响患者的情绪状态、翌日的精神状态和工作能力。多项流行病学调查研究表明,西方国家约35.206 的人患有不同程度的失眠,我国人群的失眠率也高达 10% ~ 20%。据专家估计,到 2020 年全球有 7 亿多失眠患者,其中女性失眠患者所占比例明显高于男性失眠患者,因此,女性不寐的治疗研究具有重要的意义。

（1）伤寒六经辨证与不寐

六经辨证是《伤寒论》的主要学术成就之一。六经,即太阳经、阳明经、少阳经、太阴经、少阴经及厥阴经。在生理方面,六经内连脏腑,外络四肢百骸、五官九窍、肌肉皮毛,使人体构成一个有机整体,从而保持正常的生命活动。六经辨证以六经及相连脏腑来归纳诸证,施以方药的一种辨证论治系统,治病求本,它是中医辨证论治理论与其他理论体系的鼻祖,是后世医家"同病异治""异病同治"指导思想的根源。

《伤寒论》中有大量如"昼日烦躁不得眠,夜而安静""虚烦,不得眠""不能卧,但欲起""心烦,不得眠者""心中烦,不得卧"等描述,均提示可以通过伤寒六经辨证认识不寐,指导不寐治疗。

1）女性厥阴寒闭血瘀型不寐的病机学认识。厥阴肝主藏血,肝血耗损可进一步发展成厥阴寒闭血瘀证。女性经、胎、产的过程容易耗损人体阴、阳、气、血。女性以肝为先天,所以女性阴阳气血的耗损当先累及厥阴肝,使女性体质多具有血虚、积冷的特点。女子因每月行经而耗血伤气损脉,并因经行时胞宫、血脉处于开泄、空虚状态而极易受寒,是为血虚与积冷。肝肾同源,肝与肾内寓相火,而相火源于命门;肝藏血,肾藏精,精血同生,肝肾相生,肝血不足可致肾精不足、命门火衰,从而有损人体阳气。此外,血在人体中循环不休,虽赖阳气的温煦推动,但阳气不能离开血而单独存在,必须由血承载方可发挥其温煦推动功能,若阳气离开了血的承载,则如无本之木,无根之草。厥阴肝体阴而用阳,故以上二者均可发展为血虚阳微之机。阳气不足,内寒自生,寒性凝滞,血虚寒凝则血运不畅而为瘀,最终发展为厥阴寒闭血瘀证。

厥阴肝主疏泄,肝失疏泄可进一步发展成为厥阴寒闭血瘀证。厥阴肝与春木相应,春乃一年之始,冬季潜藏的阳气,借助肝木生发之力得以升泄出土,于之人体亦如是。肝得阳气之助以主左升,肝木升发顺畅,由木生火,是为人体阳气升发之机,温润之火生则气血阴阳运行通畅,若肝失疏泄则发为可使阳气失却潜藏,阳气不潜则浮越于外而小足于内,寒邪内生,客于厥阴,血寒则凝滞为瘀,发展为厥阴寒闭血瘀之证。

又丑时(1~3点)为肝经所主,现代人经常加班熬夜,甚至通宵倒班工作的睡眠卫生习惯改变,使本应在子丑之时归于肝胆之气血耗游于外而不得涵养肝体,将进一步促成肝木升泻太过,使阳气更难潜藏,促进厥阴寒闭血瘀证的形成与加深。

2)女性厥阴寒闭血瘀型不寐的症状学认识。厥阴肝涵义主要体现在阴肝体和厥阴肝经。结合厥阴肝藏血主疏泄、体阴而用阳的生理特性,厥阴肝经循行部位及厥阴寒闭血瘀的病机理解,我们对女性厥阴寒闭血瘀型不寐的相关症状有更系统的认识。

厥阴寒闭血瘀,肝主藏血功能失调,可致入睡困难、早醒、易醒或醒后难眠或头晕、健忘等症,是不寐发生的根本原因。张景岳言"盖寐本乎阴,神其主也,神安则寐,神不安则不寐",欲得神安,必有赖于血的濡养,若肝失藏血、血不养神则不寐。

古代医家谓"人卧则血归于肝",若血虚、寒闭、血瘀而致血运不畅,血不归肝、肝魂失养则入睡困难;丑时(1~3点)为肝所主,夜卧血不归肝可致肝体失用,所以症状多出现在1~3点,表现为早醒、易醒、醒后难眠。肝血不足,清窍失养则头晕、健忘。

厥阴寒闭血瘀,肝失疏泄,可致患者出现不寐、日间困倦、汗出异常、焦虑恐惧、抑郁等症。厥阴肝主疏泄,是人体气、血、阴、阳运行的动力所在。肝失疏泄,阴阳气血不和则不寐;阴阳气不相顺接,营卫失调,可见汗出异常;阳气升降无序,可见夜间兴奋不寐、日间疲劳欲睡,焦虑抑郁时发。厥阴血虚寒凝,肝木不疏,轻则气郁,重则气逆。肝气郁结,各种情志因素不得疏解,所求不遂,忧愁不释,思虑不解,或强行压抑内心情感而不得宣泄,脏腑气机失调,致肝郁不舒,发为抑郁;久郁不解,失其柔顺舒畅之性,肝木之气上扰神魂,发为烦躁、焦虑。肝肾同源,肾气的疏布运行有赖肝的疏泄功能,肝失疏泄则肾气疏布失常,又肾主恐,故表现惊恐时发。肝失疏泄、阳气升降无序,可见患者夜间兴奋不寐、日间疲劳欲睡,焦虑抑郁时发。

厥阴经与少阳、少阴、太阴、冲、任相连,厥阴寒闭血瘀可表现为胁痛、咽干不适、月经失调等相应症状。厥阴与少阳相表里,胸胁、体侧、头额、少腹均是"肝经之分野"与"少阳经的循行之地",所以厥阴寒闭血瘀证常见侧身偏身的头痛、头胀、胁痛、乳房胀痛、少腹痛。厥阴与少阴、太阴三经不仅直接贯通,交于三阴交,并且在膈、肺、喉咙等多处相会,因此厥阴寒闭血瘀证可见唇干咽燥、胸膈烦闷。厥阴与冲任共施月事,厥阴寒闭血瘀累及冲任,则月事不以时下、经色暗有血块、痛经;任脉为"阴经之海",任脉受损或不足可加重厥阴寒闭血瘀,因此不寐、焦虑、抑郁及其他躯体症状于经期加重。

厥阴寒闭血瘀,瘀而化热,可致手足掌心发热、唇口干燥等热症。分析其原因,瘀血不祛、新血不生,血虚血瘀化热,又素体寒闭于内,迫热于外,故其热候多见于肢体远端的手足及头面部,所以说患者的热象表现源于厥阴寒闭血瘀的内在病机。

(2)温经汤与女性厥阴寒闭血瘀型不寐

1)传统中医对温经汤的认识。温经汤是张仲景治疗妇科疾病的名方,目前广泛应用于女性经、带、胎、产等有关疾病,具有温经散寒、养血活血祛瘀的功效。温经汤出自《金匮要略·妇人杂病脉证并治》,后世医家在张仲景温经汤以温补祛瘀立法论治月经病的影响下逐步推广其临床应用范围,并以此法分论经、带、胎、产诸疾。如《备急千金要方》"治崩中下血,出血一斛,服之即断。或月经来过多,及过期不来",《太平惠民和剂局方》"治冲任虚损,月候不调,或来多为断,或过期不来,或崩中去血,过多不止,又治曾经损娠,瘀血停留,少腹急痛,发热下利,手掌烦热,唇干口燥,及治少腹有寒,久不受胎"等。现代医家多以温经汤治疗痛经、月经失调、子宫内膜异位症、排卵障碍性不孕等妇科疾病,临床试验结果提示疗效突出。

2)温经汤与女性厥阴寒闭血瘀型不寐。温经汤具有温经散寒、养血活血祛瘀的功效,正对厥阴寒闭血瘀型的病机,尽管传统中医多用温经汤治疗妇科经、带、胎、产诸疾或"少腹里急,腹满,手掌烦热,唇口干燥"等"瘀血在少腹不去"诸证,但仔细分析,从脏腑辨证上,女子以肝为先天,厥阴肝脏藏血主疏泄,血通过冲任,注于胞脉胞络而为月经,赖肝之疏泄而行;从经络辨证上,少腹乃厥阴经循行之地,因此,温经汤实际上是调治厥阴的祖方,以温经汤治疗女性厥阴寒闭血瘀型不寐体现出中医异病同治的特点。温经汤成方以温为主,温中寓养;寒热并重,相反相成;气血双补,肝脾并调。《素问·调经论》云"血气者,喜温而恶寒,寒则泣不能流,温则消而去之",因此温经汤温经散寒与养血祛瘀并用,可使血得温而行,血行则瘀血自消,诸证得解,其机制正对厥阴寒闭的病机,故可将温经汤用于厥阴寒闭血瘀型不寐的治疗。

目前,临床上以六经辨证指导不寐治疗的临床研究较少,关于中医不寐与妇科疾病诊疗关系的相关研究较缺乏,更鲜有将温经汤用于失眠的相关研究。

(3)温经汤治疗女性厥阴不寐机制分析

温经汤乃张仲景治妇科疾病之名方,全方用药温、润、养、通兼备,正对女性厥阴寒闭血瘀型不寐的病机,是其临床取效的基础。以伤寒药证观之,细察方中各药:桂枝能温经通脉、通阳化气,合生姜其温通之效甚优,温经汤方证的病机重在寒、虚、瘀,即下元虚寒、气血不足、瘀血阻滞,因此方中重在温经而非攻瘀,故当以桂枝为君,历代众医家在研究伤寒论时多将温经汤置于桂枝类方中,亦可体现桂枝在本方中的重要性;当归补血活血、调经止痛,吴茱萸散寒止痛、疏肝降逆、散寒止泻,赤芍祛瘀止痛,白芍养血调经、平肝、敛阴,阿胶补血止血、滋阴润燥,川芎活血行气止痛,以上诸药均入肝经,并调厥阴木气,得桂枝、生姜、吴茱萸之辛温而为得温通温润厥阴之血脉,温经暖宫,和营祛瘀,为全方定下基调;麦冬养阴生津、清心除烦,既治不寐之标,与阿胶、当归及白芍合用,又有"增水行舟"之意;半夏、人参、甘草益气温胃,和中降逆,资气血生化之源。全方用药温、润、养、通兼备,直中厥阴,共奏温阳通经散寒、祛瘀养血、运转一身阴阳气血之效,标本兼治,阴阳气血得以运转、夜而血自归于肝则自可安眠,头痛、畏寒肢冷、汗出异常、皮肤干燥、痛经、月经失调之症亦解。

医案精选

◎案

某,女,56岁。失眠半月,甚则彻夜不眠,至凌晨4~5点方能睡一会儿,潮热出汗,烧心,手足干燥、皲裂,常下肢冷,急躁易怒,小腿常抽筋,足跟开裂,既往月经色暗,有血块,痛经,小腿皮肤干燥,常腰痛,小腹正下有压痛,胃脘痞,大便干结,2～3天1次,患者形体瘦小,舌淡红,苔白稍黄,脉细。已界花甲之年,天癸不足,下虚上实,而有此变。方用温经汤加减。

处方:吴茱萸6g,当归10g,川芎15g,肉桂12g,白芍15g,牡丹皮12g,半夏15g,麦冬20g,党参15g,甘草10g,阿胶12g,大枣30g,生姜15g,茯苓15g,桃仁15g。5剂,日1剂,水煎服。

患者服第1次药后当夜好睡,翌日早上服用仍易困倦思睡,治疗失眠非常好,5剂药服完后,烧心减轻,偶有头痛,舌淡红,苔薄白,脉关浮。患者病情好转,上方继服5剂,日1次,晚上服。后患者睡眠一直挺好,时有反复,但病情不重。

按 有人把温经汤作为更年期失眠的专方使用,疗效很好,这一思路值得大家思考。本案因患者均有明显的下焦瘀血体征而合用了桂枝茯苓丸,但是否有必要合用,值得商榷,但至少成功地应用温经汤治疗了一些临床疑难杂病,应用黄煌教授的温经汤人的概念使温经汤使用的指征更加明确,容易掌握如果仍用传统的病因病机概念作为指导,使临床选方出现了不确定性,而致临证疑惑。不单如此,黄煌教授的很多方人、药人的理念拓展了中医四诊特别是望诊的内容,为我们的临床指明了方向,临床选方增加了确定性和唯一性。

温经汤是一个女人的调经方、美容方,可以把它作为调整雌孕激素低下状态的妇科专方应用,即当作“下丘脑－垂体－卵巢－子宫轴”的功能促进药来使用。临床应用广泛,如脱发、痤疮、月经不调、不孕症、痛经、子宫发育不良、慢性胃炎等疾病,但前提就是要符合温经汤体质。

2. 头痛

头痛是指由于外感与内伤,致使脉络拘急或失养,清窍不利所引起的以头部疼痛为主要临床特征的疾病。头痛既是一种常见病证,也是一个常见症状,可以发生于多种急慢性疾病过程中,有时亦是某些相关疾病加重或恶化的先兆。

中医对头痛认识很早,在殷商甲骨文就有“疾首”的记载,《黄帝内经》称本病为“脑风”“首风”,《素问·风论》认为其病因乃外在风邪寒气犯于头脑而致。《素问·五脏生成篇》还提出"是以头痛巅疾,下虚上实"的病机。汉代《伤寒论》在太阳病、阳明病、少阳病、厥阴病篇章中较详细地论述了外感头痛病的辨证论治。

《金匮要略》的温经汤,原是一首调经祖方,据其"肝肾虚寒、瘀血阻滞"的病机用于内科头痛症的治疗亦获卓效。

医案精选

◎案

某,男,33 岁。1993 年初诊。头痛 7 年不愈,每遇风吹或冷水洗脸则加剧。最初得于冬季每晚洗头后睡眠而痛。患者眼眶周围灰暗无泽,舌紫暗无苔,脉弦细无力。余尚正常。前数诊辨为肝肾精血虚寒而致寒凝血瘀,给予温经汤加桃仁治疗,已有 2 个半月。然而服药后头则不痛;停药后只能维持四五天,旋即头痛如故。据此对原方进行调整,前方去半夏加葛根。

处方:吴茱萸 10g,当归 9g,白芍 30g,川芎 15g,桂枝 30g,牡丹皮 9g,麦冬 12g,炙甘草 9g,党参 18g,生姜 18 片,阿胶珠 10g(烊化),大枣 12 枚,葛根 15g,桃仁 9g。4 剂后,结果大效。

◎案

某,女,37 岁。1994 年 1 月 2 日初诊。终日头痛,多年不除。尤畏风冷,寒则加重,甚则颈项、肩背都拘急不舒。曾用过解表、散风、补气、祛痰、化湿诸法诸方均效不显,以致终年都得戴帽子以御寒。经来腹痛,量少,色暗,有血块,经期腰疼;舌淡暗不鲜、苔白薄腻,边有齿痕,脉沉滑。辨证为肝肾阴血不足,兼寒凝血涩。因现经期刚过,故先拟温经汤去半夏加葛根化裁以治头痛。

处方:当归 15g,白芍 18g,桂枝 18g,吴茱萸 9g,川芎 10g,干姜 12g,牡丹皮 10g,麦冬 10g,党参 15g,炙甘草 10g,阿胶 12g(烊化),葛根 30g,白术 30g。

1 剂后头痛即失。共服上方 8 剂,逾 20 余天头未痛,头项的拘急感亦大减。因临近经期,即改以温经汤原方合归脾汤治之,后痛经亦大减。追访 1 年余,头痛未再作。

◎案

周某,女,37 岁,大学教师。1994 年 7 月 1 日初诊。经常头胀痛,畏风,冷热均恶,痛甚呕恶。于经期前后头痛加重,失眠亦加重;月经提前,量多,色黑,痛经;患者面色萎黄,面容憔悴,疲乏肢冷;舌红稍紫、前半少苔、后根薄黄腻,脉缓弱。中医辨证为精血虚寒而兼血瘀。因现即临经期,故头痛、痛经并治。方用温经汤加减。

处方:当归 15g,白芍 12g,川芎 6g,桂枝 9g,牡丹皮 12g,麦冬 30g,生姜 5片,党参 15g,炙甘草 9g,阿胶 10g(烊化),大枣 6 枚,牛膝 6g,熟地黄 15g,枸杞子 15g,柴胡 6g,茯神 15g。

3 剂后月经即来潮,诸证大减,遂自动停药。追访半年无大发作。

按 温经汤为什么能治头痛?"冲为血海"而属肝;"任主胞胎"而属肾,故冲任虚寒证的实质也是肝肾虚寒。脑为髓海,靠肾精聚成;头目清窍,赖肝血濡养;而精血互化互生,故精血虚损,可致清窍失养而头痛。温经汤方由 12 味药组成,可分为这样两部分:一是吴茱萸、生姜、桂枝、党参、炙甘草温经散寒,温通血脉;二是阿胶、当归、川芎、白芍、牡丹皮、麦冬养血、和营、祛瘀。两组药正针对"冲任虚寒而兼瘀血"之病机而设。由于本方证中并无痰饮、癥结或胃气上逆这样的病机或证候,因此如果说,剩下的一味半夏是为"益气和胃"而设(现行《方剂学》中的说法),则显得牵强附会;若说是为"降逆止呕"而设(现行《金匮要略》选读),也有多此一举之感。而张仲景的经方,所有的方剂都具有药少力宏,而每味药都具有独当一面,甚至独当几面的特点,绝无虚设之品。况且,原方半夏的用量是半升(合 3~6 两),是该方中除麦冬外,用量最大的药(其余各药均为二三两)。因此,说温经汤中的半夏作用就是在冲任阴血不足以血脉温通的情况,引导该方走向何部的引经药,加上足量的半夏(18g 以上为好),则该作用向下,起调经或治妇人病之用,如温经汤原方主治;若少用(15g 以下)或不用半夏,则该作用全身通行;若欲使该作用向上部,则必要去掉半夏,再加葛根等引上之药,去掉半夏后,温经汤才能治头痛;周某案未用半夏,但加入熟地黄、牛膝等药,故体现出上下并治之效。关于半夏的运用,王绵之教授曾谈及其早年用温经汤治疗一位未婚闭经女子曰:"由于当时对方中的半夏不理解而减去不用,结果病人服药后出现鼻衄。其后凡用温经汤皆不减半夏,或加茺蔚子,都能使月经很快通行。"

3. 雷诺综合征

雷诺综合征是指肢端动脉阵发性痉挛,常于寒冷刺激或情绪激动等因素影响下发病,表现为肢端皮肤颜色间歇性苍白、发绀和潮红的改变,一般以上肢较重,偶见于下肢。

本病属中医"痹症""血痹""脉痹"范畴,由于寒邪入络,气血凝滞,营卫失和,脉络闭阻所致。常遇寒冷加重,十指苍白,伴绀红,阵发性麻木刺痛,两手冰冷为主者,可用温经汤化裁治疗。若手指麻木,刺痛甚者,去吴茱萸、麦冬、半夏,加桃仁、丹参、延胡索、制乳香、鸡血藤活血化瘀,通络止痛;若不效,加蜈蚣活血化瘀,通络止痛;若遇寒冷加重者,加细辛、制附子扶阳温经,通经活络;若疲倦乏力,劳累后加重者,加黄芪、白术健脾益气,增强抵抗力;若四肢冰冷,大便稀溏者,去阿胶、牡丹皮、麦冬,加制附子、白术、干姜扶阳温中,健脾益气。

医案精选

◎案

某,女,50 岁。2009 年 12 月 17 日初诊。主诉两手手指疼痛、麻木,遇冷加重反复发作 4 年。症见:两手手指疼痛,指先变白,继而变紫、麻木,遇冷加重,得温则减,面色苍白,疲倦乏力。舌质淡,苔薄白,脉细弱无力。西医曾诊断为雷诺综合征。中医诊断为寒痹、血痹。辨证属气血虚弱、血寒凝滞、经脉不利。治以补益气血、温经散寒、活血化瘀。方用温经汤加减。

处方:吴茱萸、川芎、芍药、干姜、制附子、制香附各9g,当归15g,党参、鸡血藤各30g,带皮桃仁、延胡索各9g,肉桂(焗冲)、炙甘草各5g。3 剂,日 1 剂,水煎服。

药后疼痛减轻,守上方加减调理 1 月余,诸证悉除。

按 《素问·痹论》载"痹在于骨则重,在于脉则血凝而不流……在于肉则不仁";《诸病源候论·虚劳四肢逆冷候》载:"经脉所行,皆起于手足,虚劳则血气衰损,不能温其四肢,故四肢逆冷也。"遵照前贤的教导,结合本病由气血虚弱,寒凝血滞,阳气不足,以致血行不畅,不能温养四肢所致出现两手手指疼痛、麻木,遇冷加重的特点,似属中医痹症的范围。又考虑到患者正值更年期,其情绪时常激动也是致病原因之一。根据病症,采用补益气血、温经散寒、活血化瘀的温经汤为基础方,随证施治。其中吴茱萸、肉桂、干姜、制附子扶阳温中,散寒止痛;当归、川芎、芍药、鸡血藤补血活血,使血液充足,以加强血液循环;党参、炙甘草健脾益气,使脾旺四肢强;带皮桃仁、延胡索活血化瘀,推陈出新,通络止痛;制香附疏肝理气,改善不良情绪的影响。由于用药紧扣病症,标本兼顾,故收良效。

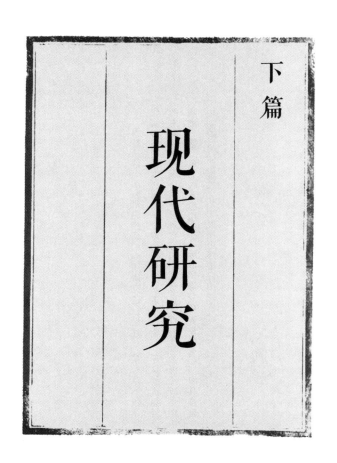

下篇

现代研究

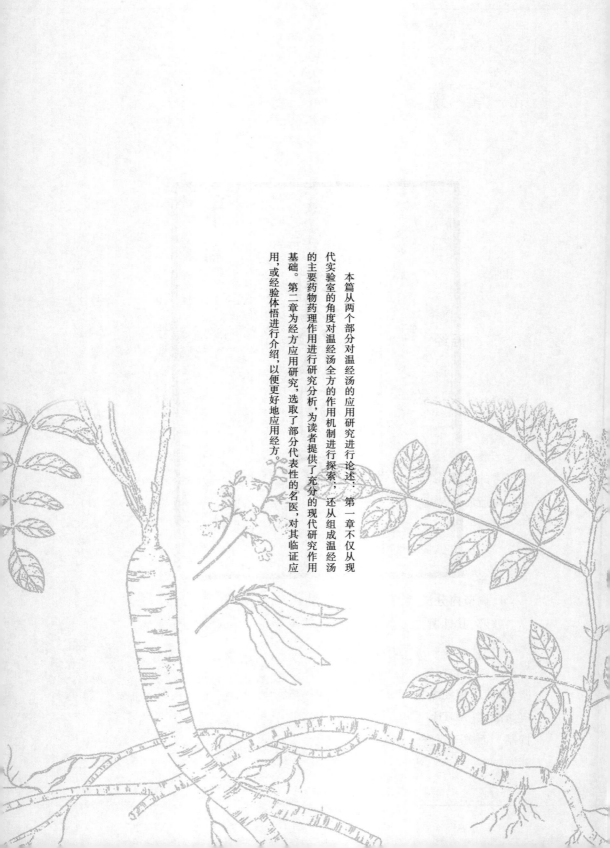

本篇从两个部分对温经汤的应用研究进行论述：第一章不仅从现代实验室的角度对温经汤全方的作用机制进行探索，还从组成温经汤的主要药物药理作用进行研究分析，为读者提供了充分的现代研究作用基础。第二章为经方应用研究，选取了部分代表性的名医，对其临证应用，或经验体悟进行介绍，以便更好地应用经方。

第一章　现代实验室研究概述

第一节　温经汤全方研究

温经汤药理作用,有促进黄体素的分泌、降低催乳素量等作用。①促进黄体生成素的分泌。方中诸药以牡丹皮的作用最显著,可使 LH 浓度比投药前增加160%～180%。当归次之,其他成分则无此作用。②降低催乳素量。组方各药,除阿胶外,都可不同程度地降低催乳素水平。无雌激素样作用,对正常的激素环境亦无影响。③增加耐力。④改善血液流变性。⑤镇痛。⑥促进造血。从以上资料可以看出,温经汤之所以标本兼顾,治疗多种妇科病,从药理作用上说,也是确实可信的。从温经汤可以看出,中医经典中的方子,其组合是严谨的,是依照中医理论从实践中长期探索而成的,确实应当重视,现就温经汤现代实验室研究具体分述如下:

1.调节内分泌

寒邪,其性凝滞、收引。寒邪为病,客冲任,凝血脉,从而导致妇科诸多疾病,如月经后期、月经过少、痛经、闭经等。而以上所列疾病的发生均与生殖系统及内分泌系统功能紊乱、卵巢功能调节失衡密切相关。实验研究表明,机体内神经系统、内分泌系统和免疫系统的功能均降低,脑内促肾上腺皮质激素(ACTH)和 LH 释放激素(LHRH)释放不足,交感神经的功能得到抑制。而关于虚寒证的研究表明,虚寒证的模型大鼠脑内存在有抑制物质,能够抑制垂体 LH 释放,不能与间质细胞膜及其泡膜细胞膜上的 LH 受体结合启动合成雄激素,而导致睾酮(T)分泌减少,底物匮乏,从而使得 E_2 合成及分泌减少。另有研究证明:生殖器官的血液供应、卵泡的发育和机体内生殖系统的分泌功能水平紧密相关。当寒邪凝滞血脉时,研究发现:5 – HT 明显增多,小动脉平滑肌收缩,因此血液循环不通畅,血管收缩,从而影响卵巢血供,造成 E_2、血清黄体酮(P)分泌减少,卵泡发育异常,从而导致了诸多妇科疾病的产生。

研究结果表明:寒凝血瘀模型大鼠卵巢内成熟的卵泡较少见到,各级的卵泡数量也较少,血管的管径变窄小,子宫内膜变薄,腺体数量稀少,并且狭窄细小,间质细胞致密,模型大鼠的动情周期延长。而相关指标检测显示:血清 E_2、P、T、FSH、LH 明显下降,与正常组相比差异显著。FSH、LH 明显下降,意味着寒凝血瘀模型大鼠的垂体、下丘脑的功能受到抑制;FSH 分泌减少,表明卵泡的生长和发育受到影响, E_2、P 合成减少。

温经汤治疗后,模型大鼠的组织形态学得到明显的改善。实验表明,中高剂量温经汤组的大鼠动情周期、动情间期得到明显改善,而血清生殖激素的水平得以明显升高,与模型组相比差异显著。相关的药理学研究也证实:肉桂、吴茱萸、川芎、莪术、牡丹皮、当归、白芍、牛膝等中药具有扩张血管、抗血栓形成、抗血小板凝集、抑制子宫平滑肌痉挛、抗血栓、镇痛作用。温经汤中包含以上多味中药,能够改善生殖器官的血液供应,促进卵巢的发育,从而使得卵巢的组织形态学恢复正常,能够调节机体内分泌功能,从而使得性激素分泌趋向正常。

2. 卵巢保护作用

血红素氧合酶(HO)是生物体内一种限速酶,能够催化血红素分解成胆绿素、一氧化碳(CO)和铁离子。HO 具有组织器官的保护作用,在诸多的生理、病理过程中起重要的调节作用,已逐渐成为目前研究的热点。与此同时,CO 作为一种新的信使分子和血管舒张因子已引起人们的广泛关注。而在大鼠卵巢,HO 和 CO 能够通过舒张血管、细胞信使、促进血管生成等作用调节和维持卵巢正常的生理功能。当机体受到寒冷因素的刺激时,卵巢颗粒细胞和黄体细胞中血红素氧合酶1(HO – 1)、血红素氧合酶2(HO – 2)蛋白表达下降;与此同时,黄体细胞和卵巢颗粒细胞中的 HO – 1 mRNA、HO – 2 mRNA 表达减弱,血浆碳氧血红蛋白(COHb)活性降低,从而引起生殖系统的激素水平和卵巢局部的调节功能失衡,导致影响卵巢的功能,从而引起妇科疾病的发生。

实验研究表明,温经汤能够增强模型大鼠血浆 COHb 活性,并且能够提高卵巢 HO - 1mRNA、HO - 2mRNA 及蛋白的表达。据此猜测,温经汤可能是通过调节 COHb 活性,并且增加卵巢 HO - 1、HO - 2 的表达来改善寒凝血瘀时血管收缩和痉挛状态,从而保证卵巢的血液供应,从而使得 HO - CO 发挥正常的细胞保护作用和舒张血管功能,恢复其对下丘脑垂体的促性腺激素的调节作用,从而使卵巢的功能恢复正常,从而达到治疗妇科疾病的目的。

3. 改善氧化应激损伤

研究表明:寒冷的刺激会增加氧化应激的风险,改变代谢酶的活性,损伤机体 DNA,使组织氧化与抗氧化平衡被打破。目前实验研究证实,卵巢的氧化损伤、抗氧化能力降低,卵巢的氧化与抗氧化失衡是导致无排卵的重要因素之一。例如:不孕症、闭经均为无排卵性的妇科疾病。HO/CO 失调能够影响卵巢的功能,HO 通过清除血红素以及促进抗氧化剂胆红素的生成,从而能够保护细胞免受氧化的损伤,而总胆红素(TBIL)水平可以间接的反映机体内 HO 的活性。超氧化物歧化酶(SOD)是机体内重要的抗氧化酶,能够清除超氧阴离子,保护细胞免受氧化损伤。但是,氧自由基能够打破氧化与抗氧化之间的动态平衡,自由基导致机体损伤的重要因素是因为生成脂质过氧化物,其中最主要的是丙二醛(MDA)。而 SOD 活性的高低能够间接地反映机体清除氧自由基的能力;与此同时,MDA 表达水平的高低能够间接反映机体细胞受到自由基攻击后的损伤程度。总抗氧化能力(T - AOC)是衡量机体抗氧化系统功能状况的综合性指标。T - AOC 能够提高机体抗自由基的能力、减少脂质的过氧化,能非常好地反映机体抗氧化状态。

徐丁洁等研究显示:温经汤能够升高冰水致寒凝血瘀大鼠模型血清中 E_2、P、T 的含量和升高卵巢血浆中 TBIL、SOD 和 T - AOC,并降低 MDA 的含量。提示温经汤能够减少卵巢的氧化损伤和脂质过氧化物的沉积,抑制卵巢的氧化损伤状态,增强卵巢局部抗氧化能力,调节卵巢的激素水平,恢复卵巢功能,减少寒邪对卵巢的损伤,从而达到治疗寒凝血瘀型妇科疾病的目的。

4.调节血管舒缩功能

寒为阴邪,性主收引凝滞,得温则缓,血管收缩－舒张因子在妇科疾病的发生发展中有着重要意义。成秀梅等研究显示:寒凝血瘀模型组大鼠卵巢组织内舒张因子一氧化氮(NO)和降钙素基因相关肽(CGRP)的活性降低;而血管收缩因子内皮素(ET－1)、血管紧张素－2(Ang－2)的活性升高。温经汤能够起到明显改善的作用,表现为降低模型组 ET－1、Ang－2,增加NO、CGRP 的表达。以上实验结果表明,温经汤能够调节卵巢局部血管的舒缩功能。

现代药理学的相关研究表明,肉桂、吴茱萸、当归、牡丹皮、白芍、川芎、莪术、牛膝等中药具有扩张血管、抗血栓、抗血小板凝集、抑制子宫平滑肌痉挛、镇痛作用。生殖器官的血液供应与卵泡的发育和生殖激素的水平有密切的关系。

综上所述,温经汤可能是通过调节卵巢组织血管舒缩因子 No、Ang－2、CGRP、ET－1 的活性来改善卵巢血液微循环,从而促进卵巢的发育,来治疗寒凝血瘀妇科疾病。

第二节　实验研究

现代实验研究的结果显示,《金匮要略》温经汤对机体内分泌系统的作用影响在于刺激中枢直接作用于卵巢,参与调节雌激素分泌,并具有促排卵作用。有关研究结果分述如下:

1.促排卵作用

温经汤对年轻女性无排卵月经周期中垂体促性腺激素的分泌和排卵的

影响,研究表明温经汤可促进性腺激素 LH、FSH、E$_2$ 分泌,使血浆激素水平正常化,使无排卵月经周期患者恢复排卵。

2. 温经汤对排卵障碍和月经周期异常者 LH 的调节作用

温经汤对机体内信息传递系统异常的作用表现为过剩时抑制、不足时补充,即具有双向调节作用。这是温经汤与仅有单方面作用的西药的根本区别。月经异常是由于种种原因使内分泌平衡紊乱、激素分泌异常所致。温经汤的作用之一就是对 LH 分泌的调节作用。多囊性卵巢综合征与卵巢中类固醇的分泌功能异常有关,排卵障碍与卵巢有很大的关系。因此认为在作用于中枢的同时,还直接作用于卵巢。

3. 对下丘脑－垂体系的内分泌异常有改善作用

温经汤对血清 LH 高值的继发性闭经患者的疗效,服用温经汤后全部病例的血清高 LH 值降至正常水平,LHRH 试验中的 LH 过剩反应受到抑制。温经汤对下丘脑－垂体系的内分泌异常有改善作用,既可以升高 LH、又可抑制高 LH 血症状态下 LH 的分泌,在为排卵提供必要的体内环境方面与氯米芬并用有相乘作用。对于血清 LH 值异常的下丘脑性闭经、无排卵周期的患者诱发排卵,在预防卵巢过度刺激综合征、纠正和调节使内分泌呈易排卵的状态等综合疗效方面,温经汤与氯米芬并用为安全有效的治疗方法之一。

4. 温经汤对趋化因子 CINC 的作用

在正常大鼠垂体前叶组织研究结果表明温经汤具有促进内分泌细胞分泌 GH 的作用,但可通过星状滤泡细胞抑制 GH 的分泌。这种双向调节可能就是温经汤的特征之一,即长期维持作用的结果,即当细胞功能发生障碍或低下时,温经汤可启动细胞功能,反之当细胞功能亢进时,温经汤又可抑制细胞的功能,从而使机体的健康状态恢复平衡。

5. 温经汤对垂体滤泡星状细胞分泌 CINC 的影响

结果表明,温经汤对大鼠垂体滤泡星状细胞分泌 CINC 有促进作用,其作用机制可能与组成该方的生药吴茱萸、半夏、肉桂、当归、生姜等有关。

6. 温经汤、艾附暖宫丸的药理作用

温经汤、艾附暖宫丸药理作用的比较研究,报道了温经汤、艾附暖宫丸

治疗虚寒型月经不调有关的药理作用。结果显示两药均能显著延长小鼠在冷水中的游泳时间,提示其有对抗虚寒,补益强壮的功能;两药对大鼠实验性血瘀模型血液流变学多项指标有明显的改善,且对小鼠有一定的镇痛作用,这就验证了两药治疗月经不调和痛经的功效;两药均能使失血小鼠的血红蛋白(Hb)和红细胞(RBC)恢复,具有较强的补血作用,说明其"生新祛瘀"的功效。"瘀血去,新血生,虚热消,月经调而病自解"。实验结果还表明温经汤的活血祛瘀的功效较艾附暖宫丸强,提示温经汤治疗虚寒性月经不调的作用可能强于艾附暖宫丸,但仍须进一步地研究。

第三节　主要组成药物的药理研究

一、吴茱萸

1. 驱蛔作用

吴茱萸醇提物在体外对猪蛔虫有较显著作用;对蚯蚓、水蛭亦有效。

2. 抗菌作用

吴茱萸煎剂(100%)对霍乱弧菌有较强抑制效力(琼脂挖沟平板法)。10%水浸剂在试管内对絮状表皮癣菌有抑制作用;1∶3水浸剂对奥杜盎小芽孢癣菌等11种皮肤真菌有不同程度的抑制。

3. 中枢兴奋作用

大量吴茱萸对中枢有兴奋作用,并可引起视力障碍、错觉等。

4. 其他作用

吴茱萸属植物10%醇提物,给兔注射0.5~1.0ml,血压有短暂而轻微的升高,呼吸轻度兴奋,增加颈动脉血流量。吴茱萸的成分,如吴茱萸内酯、吴茱萸碱、吴茱萸次碱、异吴茱萸碱有相似的镇痛、升高体温、轻度影响呼吸与血压的作用。吴茱萸次碱的分解产物芸香碱有较强的子宫收缩作用。吴茱萸因碱在小鼠有抗 ColumbiaSK 病毒作用。

二、桂枝

1. 抗菌作用

桂枝醇提物在体外能抑制大肠杆菌、枯草杆菌及金黄色葡萄球菌,有效浓度为≥25mg/mL;对白色葡萄球菌、志贺痢疾杆菌、伤寒杆菌和副伤寒甲杆菌、肺炎球菌、产气杆菌、变形杆菌、炭疽杆菌、肠炎沙门菌、霍乱弧菌等亦有抑制作用(平板挖洞法)。

2. 抗病毒作用

用人胚肾原代单层上皮细胞组织培养,桂枝煎剂(1:20)对流感亚洲甲型京科 68−1 株和孤儿病毒(ECHO11)有抑制作用。在鸡胚上,对流感病毒有抑制作用,以 70% 醇浸剂作用较好。

3. 利尿作用

用含桂枝的五苓散 0.25g/kg 给麻醉犬静脉注射,可使犬尿量明显增加,单用桂枝静脉注射(0.029g/kg)利尿作用比其他四药单用显著,故认为桂枝是五苓散中主要利尿成分之一,其作用方式可能似汞撒利。

三、生姜

1. 对消化系统的作用

生姜是祛风剂的一种,对消化道有轻度刺激作用,可使肠张力、节律及蠕动增加,有时继之以降低,可用于因胀气或其他原因引起的肠绞痛。

2. 对循环和呼吸的作用

正常人口嚼生姜 1g(不咽下),可使收缩压平均升高 11.2mmHg,舒张压上升 14mmHg,对脉率则无显著影响。乙醇提取液对麻醉猫血管运动中枢及呼吸中枢有兴奋作用,对心脏也有直接兴奋作用。

3.抗菌及抗原虫作用

体外试验水浸剂对堇色毛癣菌有抑制作用,对阴道滴虫有杀灭作用。

4.其他作用

蛙皮下注射、家兔静脉注射大量姜油酮,能引起中枢运动麻痹,对兔有时血压可下降。

四、人参

1.调节中枢神经作用

人参对中枢神经系统具有兴奋作用,而大量时反而有抑制作用。能加强动物高级神经活动的兴奋和抑制过程。并能增强机体对一切非特异性刺激的适应能力,能减少疲劳感(人参的根、茎、叶均能延长小白鼠游泳的持续时间)。

2.对心肌及血管的作用

人参对心肌及血管有直接作用,一般在小剂量时兴奋,大剂量时抑制。亦有抗过敏性休克及强心的作用。人参对大鼠心肌细胞膜腺苷三磷酸酶活性有抑制作用。

3.加强机体对有害因素的抵抗力

①能使感染疟原虫的鸡、兔于急性死亡,且鸡的体重还逐渐增加。②能抑制实验动物由于注射牛奶或疫苗所引起的发热反应。③能增强人体适应气温变化的能力。④狗在大量失血或窒息而处于垂危状态时,立即注射人参制剂,可使降至很低水平的血压稳固回升。⑤能延长受锥虫感染的小鼠的存活时间。⑥能抑制注射松节油或由于兔耳壳冻伤而引起的全身炎症反应。⑦促进某些实验性损伤的愈合。⑧有抗维生素 B_1、维生素 B_2 缺乏症的作用。⑨能加速家兔实验性角膜溃疡的愈合作用。⑩能减弱某些毒物(苯、四乙铅、三甲酚磷酸等)对机体的作用。

4.降血糖作用

对因肾上腺素引起的高血糖动物有降低血糖的作用;对糖尿病患者除

能自觉改善症状外,还有轻微的降血糖作用,并与胰岛素有协同作用。

5. 促性腺作用

能促进动物的性腺功能,小白鼠吃小量人参,能产生举尾现象。

6. 改善贫血作用

刺激造血器官,有改善贫血的作用。

五、半夏

1. 镇咳作用

生半夏、姜半夏、姜浸半夏和明矾半夏的煎剂,(0.6~1)g/kg 灌胃或静脉注射,对猫碘液注入胸腔或电刺激喉上神经所致的咳嗽有明显的镇咳作用,且可维持 5 小时以上。0.6g/kg 的镇咳作用接近于可待因 1mg/kg 的作用。

2. 镇吐和催吐作用

半夏加热炮制或加明矾、姜汁炮制的各种制剂,对阿扑吗啡、洋地黄、硫酸铜引起的呕吐,都有一定的镇吐作用。

3. 抗生育作用

经半夏蛋白作用后的子宫内膜能使被移植的正常胚泡不着床。在子宫内经半夏蛋白孵育的胚泡移植到同步的假孕子宫,着床率随孵育时间延长而降低。

4. 对胰蛋白酶的抑制作用

半夏胰蛋白酶抑制剂只抑制胰蛋白酶对酰胺、酯、血红蛋白和酪蛋白的水解,不能抑制胰凝乳蛋白酶、舒缓激肽释枚酶、枯草杆菌蛋白酶和木瓜蛋白酶对各自底物的水解。

5. 其他作用

抑制腺体分泌作用、降压作用、凝血作用、促细胞分裂作用。

六、当归

1. 对子宫平滑肌的作用

对离体子宫的作用,富华等于 1954 年报道了甘肃岷县当时含有兴奋和抑制子宫平滑肌的两种成分,具有双向性作用。

2. 对心血管系统的作用

对心脏的作用,当归煎剂或根及叶中所含挥发油可使心肌收缩频率明显受到抑制;抗心律失常作用当归水提取物和乙醇提取物,对肾上腺素、强心苷和氯化钡等诱发的多种动物心律失常都具有明显的对抗作用离体豚鼠心室肌实验表明,当归醇提取物及阿魏酸钠注射液能对抗羊角拗苷及毒毛花苷中毒所致的心律失常,使之转为正常节律;当归还可减慢洋金花引起的大鼠心率加快作用;对冠脉血流量和心肌氧耗量的影响,湖北医学院药理教研室的研究表明,当归浸膏有显著扩张离体豚鼠冠脉作用,增加冠脉血流量。复方当归注射液可扩张冠脉,增加冠脉流量对抗实验家兔心肌缺血;对血管、血压和器官血流量的影响。降血脂及抗实验性动脉粥样硬化作用,沈阳军区总医院的报道表明复方当归注射液(当归、川芎、红花)能增强麻醉犬及离体兔心冠脉流量、预防垂体后叶素引起的 T 波增高及对抗其所致心率减慢,降低实验性高脂血兔三酰甘油。还能明显增高冠心病及脑动脉硬化患者纤维蛋白溶酶活性。

3. 对血液系统的作用

当归一直被中医视为补血要药,用于贫血的治疗。有研究表明,单味当归并不能显著地促进失血性贫血动物红细胞和血色素的恢复。

4. 对免疫系统的影响

当归多糖使小鼠胸腺重量降低,皮质变薄和萎缩。当归多糖亦能提高小鼠对刚果红的廓清率,对皮质激素所致的抑制作用具有免疫增强作用。

5. 保肝作用

当归对小白鼠急性四氯化碳中毒引起的肝损伤具有保护作用。

6. 抗炎作用

当归的抗炎作用机制主要涉及：①降低毛细血管通透性；②抑制前列腺素 E2（PGE2）的合成或释放。此外，降低豚鼠补体旁路的溶血活性，也可能是其抗炎机制之一。

7. 对中枢神经系统抑制作用

当归对中枢神经系统的抑制作用早有报道。日本学者报道日本太和当归挥发油有镇静、催眠、镇痛、麻醉等作用。

8. 抗菌作用

当归对体外痢疾、伤寒、副伤寒、大肠杆菌、白喉杆菌、霍乱弧菌及溶血性链球菌等均有抗菌作用。

9. 其他作用

如平喘、兔肾热缺血有保护作用。当归能使体外培养的肝细胞蛋白质合成增加，并对 DNA、RNA 的合成有促进作用。抗氧化和清除自由基的作用。

七、白芍

1. 中枢抑制作用

白芍有明显镇痛作用，芍药水煎剂 0.4g（生药）/10g 灌胃能显著抑制小鼠乙酸扭体反应。

2. 对心血管系统的影响和耐缺氧作用

白芍和芍药苷有扩张血管，增加器官血流量的作用。

3. 对血液系统的影响

白芍提取物凝聚素能改善急性失血所致家兔贫血，醋酸泼尼松龙可拮抗此作用。芍药苷在体外或静脉注射，对 ADP 诱导的大鼠血小板聚集有抑制作用，苯甲酰芍药苷也有抑制血小板聚集的作用。

4. 抗菌作用

白芍的抗菌作用较强，抗菌谱较广。

5.其他作用

保肝和解毒作用,抗诱变与抗肿瘤作用,解痉作用,抗炎、抗溃疡作用。

八、川芎

1.对中枢神经系统的作用

川芎有明显的镇静作用。

2.对心血管系统的作用

(1)对心脏的作用

川芎煎剂对蟾蜍和蛙离体心脏,在一定浓度时,使收缩振幅增大、心率稍慢。

(2)对冠脉循环的作用

川芎水提液及其生物碱能扩张冠脉和血管,增加冠脉血流量,改善心肌缺氧状况。

(3)对外周血管与血压的作用

川芎、川芎总生物碱和川芎嗪能使麻醉犬血管阻力下降,使脑、股动脉及下肢血流量增加。

(4)对血小板聚集、血栓形成和血液黏滞度的影响。

3.对平滑肌的作用

川芎浸膏的10%水溶液对妊娠家兔离体子宫,微量时能刺激受孕子宫,使其张力增高,收缩增强,终成挛缩;大量则反使子宫麻痹而收缩停止。

4.抗菌作用等体外试验

川芎对大肠杆菌、痢疾(宋内)杆菌、变形杆菌、绿脓杆菌、伤寒杆菌、副伤寒杆菌及霍乱弧菌等有抑制作用。

5.其他作用

抗放射作用;川芎嗪能增加麻醉兔的肾血流量,并能利尿。

九、牡丹皮

1. 对心血管的影响

牡丹皮对麻醉犬心能增加冠脉血流量,减少心输出量,降低左室做功的作用。对实验性心肌缺血有明显保护作用,并且持续时间较长,同时降低心肌耗氧量。

2. 对中枢神经系统的影响

牡丹皮酚对口服伤寒、副伤寒菌苗引起的小鼠发热有解热作用,并降低正常小鼠体温。

3. 抑菌作用

体外实验表明,牡丹皮煎剂对枯草杆菌、大肠杆菌、伤寒杆菌、副伤寒杆菌、变形杆菌、绿脓杆菌、葡萄球菌、溶血性链球菌、肺炎球菌、霍乱弧菌等均有较强的抗菌作用,牡丹叶煎剂对痢疾杆菌、绿脓杆菌和金黄色葡萄球菌有显著抗菌作用,其有效成分为没食子酸。

4. 抗凝作用

体外对人血小板试验,发现牡丹皮水提物及芍药酚均能抑制血小板花生四烯酸产生血栓素 A2,进而抑制血小板聚集,这是由于抑制从花生烯酸至前列腺 H2 的环氧化酶反应的结果。

5. 对免疫系统的影响

用牡丹皮酚给小鼠腹腔注射,每天 25mg/kg,连用 6 天,能使脾重明显增加,且可对抗可的松、环磷酰胺所致胸腺重量的减轻。由上可见牡丹皮对体液及细胞免疫均有增强作用。

6. 对脂质代谢的影响

牡丹皮及其所含牡丹皮酚、芍药苷对肾上腺素所致的脂细胞的脂肪分解有抑制作用;牡丹皮水提物能增加脂细胞中葡萄糖生成脂肪,而且明显增加胰岛素所致的葡萄糖生成脂肪。

7. 其他作用

牡丹皮甲醇提取物体内对小鼠艾氏腹水瘤细胞、子宫颈癌细胞均有抑制作用。牡丹皮酚对苯并芘在大鼠肝微粒体中的代谢有一定抑制作用,对小鼠有抗早孕作用,对大鼠有利尿作用。

十、麦冬

1. 对中枢神经系统的影响

麦冬煎剂有镇静作用,亦能加强氯丙嗪的镇静作用,增强戊巴比妥钠的催眠作用,拮抗咖啡因的兴奋作用,能推迟二甲弗林引起的抽搐,强直性惊厥及死亡发生的时间,但不能使动物免于死亡。

2. 对心血管系统的影响

大剂量的总皂苷Ⅰ、总皂苷Ⅱ及总糖对心脏均产生抑制,可使心肌收缩力减弱、心输出量减少,房室传导阻滞,甚至停搏。总皂苷Ⅰ、总皂苷Ⅱ、总糖、总氨基酸对心率一般稍减慢或不变,均无明显影响。对离体豚鼠心脏心肌收缩振幅的影响:麦冬总皂苷及总氨基酸小剂量均可使心肌收缩力增强,冠脉流量增加,大剂量则抑制心肌,减少冠脉流量,但两者对心率无影响。抗心律失常作用及其电生理特性,麦冬合同小剂量硫酸镁对心肌梗死后心律失常有一定预防作用。对实验性心肌梗死时环核苷酸代谢的影响,麦冬可能使心肌梗死后的心肌营养血流量增加,缺血缺氧的心肌细胞较快获得修复与保护,致使心肌 cGMP 和 cAMP 的释放减少,从而降低血浆中的含量,而使两者比值恢复平衡。

3. 抗疲劳作用

小鼠在饲料中添加麦冬根须可降低体内羟脯氨酸,麦冬根须饲料有明显的延长果蝇寿命,提示有延缓衰老趋势。游泳试验表明,麦冬所含皂苷、多糖、氨基酸等有明显抗疲劳作用。

十一、阿胶

1. 对造血系统的作用

阿胶有强大的补血作用,疗效优于铁剂。

2. 抗休克作用

倪章祺报道,将麻醉猫反复以股动脉放血造成严重出血性休克,静脉注射5% ~6%阿胶溶液约8ml/kg,能使极低水平之血压恢复至正常高度,且作用较为持久。

3. 对钙代谢的影响

服阿胶者血钙浓度有轻度增高,但凝血时间没有明显变化。曾报道一例肌变性症患者有负钙平衡,而阿胶有正钙平衡作用,这对肌变性症患者亦有利。

4. 其他作用

对钙代谢的影响、防治进行性肌营养障碍症的作用。

十二、甘草

1. 甘草对心血管系统的作用

(1)抗心律失常

炙甘草汤为治疗"心动悸,脉结代"的名方,现代广泛应用于冠心病、心绞痛和期前收缩患者的临床治疗。甘草中的黄酮类成分可明显对抗乌头碱、氯化钡、$CaCl_2$ – Ach 混合液或结扎左冠状动脉前降支等各种原因诱发的室性心律失常,具有负性频率和负性传导的作用,减少室颤。

(2)心肌保护作用

猫的心肌缺血再灌注损伤实验证实甘草酸单铵盐能抑制血清中磷酸肌酸激酶(CPK)和 LDH 的释放,降低脂质过氧化产物 MDA 的含量,明显增加 SOD 的活性,保护心肌细胞,而甘草的己烷/乙醇提取物(不含甘草酸)预处理 24 小时能显著对抗阿霉素诱发的 H9c2 大鼠心肌细胞凋亡,蛋白免疫印迹结果显示甘草提取物能明显降低被升高的 p53、磷酸 – p53 和 Bax 水平,升高被降低的 Bcl – xL 水平,减轻阿霉素导致的心脏毒性。

3. 解毒作用

甘草酸或其钙盐有较强的解毒作用,对白喉毒素、破伤风毒素有较强的解毒作用,对于一些过敏性疾患、动物实验性肝炎、河豚毒及蛇毒亦有解毒作用。其解毒作用机制可能是多方面的,通过物理、化学方式的沉淀、吸附与结合,加强肝脏的解毒机能以及甘草酸的水解产物葡萄糖醛酸也是解毒作用的有效成分。

4. 抗炎及抗变态反应

甘草次酸对大白鼠的棉球肉芽肿、甲醛性浮肿,结核菌素反应、皮下肉芽囊性炎症均有抑制作用。甘草酸铵、甘草次酸钠能有效影响皮下肉芽囊性炎症的渗出期及增生期,其作用强度弱于或接近于可的松。甘草酸的各种制剂之抗炎作用,以琥珀酸盐的活性较高,但毒性亦大。甘草抗炎、抗变态反应的原理尚未完全阐明。

5. 祛痰作用

能促进咽喉及支气管的分泌,使痰容易咯出。

6. 镇咳作用

甘草次酸衍化物对豚鼠及猫的实验性咳嗽均有显著的镇咳作用。

7. 保护胃黏膜

甘草的各种制剂对大白鼠实验性胃溃疡有明显的抑制作用。甘草的水提出物有保护胃黏膜,治疗胃溃疡的作用。据临床与药理研究室观察,甘草水提物能增加胃黏膜细胞的"己糖胺"成分,使胃黏膜不受伤害。

8. 对胃液分泌的影响

甘草流浸膏灌胃后,能吸附胃酸,故能降低胃酸浓度,但吸收后也能发挥作用。对基础分泌量亦有抑制作用。

9. 解痉作用

甘草煎剂、流浸膏对动物离体肠管均有抑制作用,对乙酰胆碱、氯化钡、组织胺等引起的肠痉挛有解痉作用。甘草对动物离体肠管及在体胃均有松弛作用。

10. 甘草有抗肝损伤的作用

对于动物实验性肝损伤,使其肝脏变性和坏死明显减轻,肝细胞内蓄积的肝糖原及核糖核酸含量大部恢复或接近正常,血清谷丙转氨酶活力显著下降,表明甘草具有抗肝损伤的作用。

11. 肾上腺皮质激素样作用

甘草能使多种动物的尿量及钠的排出减少,钾排出增加,血钠上升,血钙降低,肾上腺皮质小球带萎缩。甘草能使尿中游离型 17 - 羟皮质类固醇排泄增加,结合型 17 - 羟皮质类固醇减少,小剂量表现胸腺萎缩,肾上腺重量增加,束状层幅度加宽,肾上腺维生素 C 含量降低等。甘草能显著增强和延长可的松的作用。甘草产生肾上腺皮质激素样作用的原理,有人认为甘草次酸的化学结构与肾上腺皮质激素相似,作用也相似,系一种直接作用;也有人认为是一种间接作用即甘草次酸抑制了肾上腺皮质固醇类在体内的破坏,因而血液中皮质类固醇含量相应增加,而呈现较明显的肾上腺皮质激素样作用。

12. 甘草有对抗乙酰胆碱的作用,并能增强肾上腺素的强心作用

13. 抗癌作用

甘草次酸对于大白鼠实验性骨髓瘤及腹水肝瘤均有抑制作用。对小白鼠艾氏腹水瘤均有抑制作用。

14. 甘草与芫花合用有相反作用

二者共浸组的毒性较分浸组显著增高,芫花与甘草同用,利尿、泻下作用受到抑制,能增强甘草毒性。

第四节　温经汤临床应用的现代研究

1．治疗痛经的原理

黄浩根据现代药理研究认为,温经汤有改善微循环、镇痛、促进排卵以及提高免疫力等作用。其中吴茱萸、当归有明显的镇痛作用;吴茱萸、川芎、当归、牡丹皮均可扩张血管、解痉、增加血流量、改善子宫平滑肌的营养和缺氧状态,使痛经得到缓解。

2．双向调节作用

白宣英总结温经汤对趋化因子 CINC 的作用时,认为:温经汤具有促进内分泌细胞分泌 GH 的作用,但可通过滤泡星状细胞抑制 GH 的分泌。认为双向调节作用可能就是汉方药的特征之一,即长期维持作用的结果,即当细胞功能发生障碍或功能低下时,温经汤可激活细胞功能,反之当细胞功能亢进时,温经汤又可抑制细胞的功能,从而使机体的健康状态恢复平衡。

3．对排卵的影响

后山尚久研究发现:①温经汤对不同 LH 水平患者内分泌环境的影响。服用温经汤第 4、第 8 周时,低 LH 血症组血中 LH、FSH 和 E_2 浓度均显著升高,正常 LH 组血中 LH、FSH 浓度无显著变化,高 LH 血症组 LH 值显著降低,血中 FSH 浓度无显著变化,但服药 8 周时 E_2 浓度显著升高。②温经汤对多囊性卵巢(PCO)综合征与非 PCO 综合征患者内分泌影响的比较。除外 PCO 综合征的高 LH 血症性排卵障碍者服用温经汤 8 周时,血中 LH 浓度显著降低,而 E_2 浓度却显著升高,表明温经汤对垂体促性腺激素中低促性腺激素性排卵障碍者可促进两种促性腺激素的分泌,对高 LH 血症性排卵障碍者可抑制 LH 的分泌,该方对促性腺激素有生理性的浓度调节作用。③温经汤或氯米芬对高 LH 血症患者内分泌影响的比较。患有 PCO 综合征的高 LH 血症者在治疗第 4、第 8 周,对照组和除外 PCO 综合征的高 LH 血症患者的观察也得到同样的结果。

4. 对血液流变学的影响

陆一竹等总结认为血瘀证是一种因血液流动性和黏性异常而引起的紊乱症。中医辨证为血瘀证患者的血液流变学指标会发生明显改变。陆一竹等研究发现:①寒冷刺激、血液凝滞会导致血黏度增高,温经汤可起到有效降低作用。②温经汤可有效减低红细胞聚集力,并提升其变形性。提示温经汤能有效改善血瘀证的血液流变学指标。

5. 对卵巢的影响

成秀梅等通过药效学研究表明,温经汤能够调节生殖内分泌,改善卵巢功能,调节患者镇痛致痛物质 5 - 羟色胺(5 - HT)、β - 内啡肽(β - EP)及血管舒缩功能。研究发现 HO - 1、HO - 2 在妇科寒凝血瘀证的形成中有重要的作用。温经汤能够提高模型大鼠血浆 COH 活性,增强卵巢 HO - 1mRNA、HO - 2mRNA 及蛋白的表达。推测温经汤可能通过调节 COHb 活性,增强卵巢 HO - 1、HO - 2 表达,解除寒凝血瘀时血管收缩和痉挛状态,改善卵巢局部的血液供应,使 HO - CO 发挥正常的细胞保护作用和舒张血管功能,并作为一种神经信使对下丘脑垂体的促性腺激素进行调节恢复正常的卵巢功能,从而达到治疗妇科疾病的目的。

综上,温经汤一直为历代医家常用的重要方剂。临床实践及基础研究皆证实其为一个行之有效的良方。需要后世医家在辨证论治的基础上加以应用,为患者解除病痛。

第二章　经方应用研究

第一节　黄元御温经汤的临床应用

清代黄元御《四圣心源》中温经汤在临床上除对妇科月经失调、带下异常等诸疾病的运用比较广泛外，还对其他各科疾病如过敏性疾病、疼痛性疾病、脾胃功能失常等均有很好的疗效。

组方及方义

温经汤源于张仲景《金匮要略·妇人杂病脉证并治第二十二》，为历代医家治妇科诸证常用方剂。经清代黄元御增味茯苓，其组成衍变为吴茱萸6g，桂枝9g，白芍9g，人参9g，川芎6g，当归9g，麦冬9g，半夏9g，牡丹皮9g，阿胶9g，干姜9g，茯苓9g，甘草6g。其温中祛湿，清金荣木，活血行瘀，治妇人带下，及少腹寒冷，久不受胎，或崩漏下血，或经来过多，或至期不来；阴精流泻，加牡蛎；若瘀血坚硬，加桃仁、鳖甲。

医案精选

人身阴阳之间，是为中气。中气者，土也，位居中央，处阴阳之交，清浊之间，为气机升降之枢纽。水、火、金、木，名曰四象。四象，分而名之，则曰阴阳；合而言之，不过中气升降浮沉之所变耳。土合四象，是谓五行，五行相生相克，彼此协调，无偏盛偏衰，生生不息之平衡者也。若中气不足，不能升清降浊则清浊失位，气机升降失常，五行生克乘侮规律失常即变生各种疾病。正所谓"正气充足，邪不可干"，故治疗疾病在对症用药基础上，常常运用健脾补气,升清降浊方药,屡屡有效。

◎案（鼻塞）

王某,女,42 岁。2014 年 5 月 12 日初诊。诉常有鼻痒、喷嚏,此次加重正值春夏季梧桐柳絮飞舞之时。其症,鼻塞喷嚏连作,甚至 10 次以上,泪涕如水较多,疲倦畏风寒,影响睡眠和工作。伴右侧面部不时抽搐。纳食一般,大便少,小便调。舌红有齿痕,苔白润,脉细数。在某老中医处服药已数年,屡次让余转抄处方无非大剂量苍耳子散,大青叶、生石膏、板蓝根、蝉蜕、全蝎、蜈蚣等竟达 40 余味。看患病有加重趋势,余力劝停药,并拟黄元御温经汤方,因我药房无阿胶,遂以生地黄、何首乌各 9g 代阿胶,4 剂后症状明显缓解,2 周后痊愈。后经随访未有复发。

按 追究鼻病发生的根由,大部因为中气不足,复感受风寒湿邪及异物刺激等导致肺金不清,雾气瘀浊,不能化为雨露下输膀胱,则凝聚胸膈而痰生,熏蒸鼻窍而涕化。治以培土泄水、温中降浊。该方切合病机,药到病除。

◎案（头痛）

常某,女,39 岁。2012 年 3 月 8 日初诊。诉头后枕部牵引至前额闷痛,经期严重,甚至伴有恶心呕吐。月经色暗量不多,质黏稠,有血块,今刚干净。平素畏风寒,易疲倦。睡眠差,多梦易醒。大便不畅,上腹胀满。小便调。舌嫩红有齿痕,苔白少润,脉细弦数,关脉不足。有多卵囊巢综合征病史。拟黄氏温经汤方,以生地黄、何首乌各 9g 代阿胶。

2 个月后头痛未在发作,大便畅通,睡眠好转。后又借鉴李可老先生的调经促孕汤方（当归四逆汤加吴茱萸、生姜、黄芪、决明子、老鹤草,经期加益母草）。服药后,2014 年 8 月 7 日 B 超示:已孕 2 个月。

按 考虑患者头后牵引至额部闷痛,经期严重,且经色黑血块,缘其水土湿寒,乙木抑遏,血脉凝涩不畅。中气不运,胃气上逆,则见恶心呕吐之证。黄元御温经汤治以温燥水土,通经达木,经调痛去。而李可老先生的当归四逆汤加吴茱萸生姜汤加益母草从月经第 1 日服至经尽,为调经方;经尽后 3 日,连服黄芪 45g,决明子、老鹤草各 30g,继服 15 剂,为促进排卵多有效验,共治虚寒型不孕症。与温经汤有异曲同工之妙。

◎案（便秘）

余某,女,73 岁。2014 年 9 月 27 日初诊。诉大便难解多年,常用开塞露,2～3 日一行,纳食差。伴头昏头痛,左耳中闭塞感。时胸中堵闷,易心慌气短乏力,情绪波动时明显。睡眠多梦,汗出易感冒,自觉记忆力减退。小便频繁,较急。双下肢浮肿,下午严重。舌红、苔黄腻,脉左细弱,右细濡。既往三尖瓣关闭不全、小便隐血史。于医院做胃镜、24 小时心电图等检查未有特殊异常。方用黄元御温经汤去阿胶加何首乌 9g、肉苁蓉 15g。

11 月 22 日复诊,除左耳闭塞感,下肢浮肿外,余症渐消。上方加黑附子10g、白术 15g,温阳化浊、健脾利湿以巩固治疗。

按 患者老年体弱,中气失运,脾不消磨,故纳食差;谷精郁塞而化痰涎,痰浊之气横于胸膈故胸中堵闷心慌,上蒙清窍故头昏耳闭,记忆力减退;肝肠失滋郁陷而生风燥,大肠以燥金之腑而闭涩不开故大便难解;下肢浮肿亦系中阳不足,阴盛土湿的表现。方药黄氏温经汤去阿胶加何首乌 9g、肉苁蓉15g 以温中降浊、滋肝润肠。后加附子、白术以温阳化浊、健脾利湿以治疗根本。

讨论

《四圣心源》论温经汤曰:水下泄则火上炎,多有夜热毛蒸,掌烦口燥之证。而下寒上热之原,则过不在于心肾,而在于脾胃之湿。探病之理,治病之本莫不在于此。用此方治疗高校学生精神分裂症者可大大改善头顶胀痛、心下压抑、烦躁口干、精神体力差等症状。加桃仁、鳖甲可治疗乳腺纤维瘤、卵巢囊肿。某些病患口疮,久咳不愈,易伤风感冒,皮肤瘙痒,关节痛,腹痛,更年期潮热、盗汗等症者,用此方药后,疗效亦显著。改阿胶为制何首乌、生地黄亦可碾末制丸,以图缓治。现代药理研究表明:温经汤对机体内信号传递系统异常的作用表现为过剩时抑制,不足时补充,即双向调节作用。黄煌从辨温经汤体质入手,从人体客观指征入手指导用药,通过对温经汤方证探析认为此方寒热并用,疗效显著。于惠青等合方配伍,善治杂病,指出在《女科要旨》曰:"《金匮》温经汤一方,无论阴阳、虚实、闭塞、崩漏、老少,善用之无不应手取效。"徐鸿燕总结出温经汤除对痛经、乳腺增生、辅助药物流产、阴道炎、更年期综合征等妇科疾病有很好疗效外，还可治疗带状疱疹、荨麻疹、血栓闭塞性脉管炎、甲状腺功能亢进症等疾患。

第二节　何任的温经汤论

《素问·调经论》云："血气者，喜温而恶寒，寒则泣不能流，温则消而去之。"这一理论也就是温经汤命名的根据和由来。《金匮要略》温经汤是医家常用的重要方剂。

《太平惠民和剂局方》载温经汤，将原方桂枝改为肉桂。《校注妇人良方》则将原方去掉阿胶、麦冬、半夏，改桂枝为桂心，增加莪术、牛膝。它的功能是温经散寒、活血化瘀。主治寒客于血室，血气凝滞，脐腹作痛，脉沉紧。根据《金匮要略》温经汤原方所列主治是："亦主妇人少腹寒，久不受胎。兼取崩中去血，或月水来过多，及至期不来。"可见其功能也是温经散寒、养血祛瘀。主治冲任虚寒、瘀血阻滞，症见月经不调，或前或后，或多或少，或逾期不止，或一月再行，暮即发热，手掌烦热，唇口干燥，或小腹冷痛，久不受孕。温经汤既成治上列诸证者，以其各证病机多属冲任虚寒瘀滞、月事失调所致，故其治总在温经散寒、养血行瘀为法。血得温则行，血行则瘀自散。方中吴茱萸长于散寒定痛，桂枝专温通血脉，吴茱萸、桂枝合用，旨在温经散寒；当归、川芎活血养血，入肝而调经；阿胶、麦冬、芍药滋阴益营，补肝肾而固冲任；牡丹皮辛寒，既清阴分虚热，又益桂、芎化瘀；人参、甘草益气补中，使气旺脾健，生化有权，则阳生阴长，血源得充；更以半夏、生姜降逆温中，兼顺冲任之气。所以本方具有温中寓养、温中寓通、气血双补、肝脾兼调之特点，功在温通、温养，使血得温则行，血行则经自调，而符"温经"命名之实。故历来医家盛赞温经汤谓："过期不来者神妙不可言。"故尊之为妇科调经之要方。

何老近年临诊,治疑难杂症和肿瘤患者占大半,而治妇科病亦多。用温经汤亦不少,主要以之治痛经和月经不调,辨证之属于肝肾不足、冲任虚寒并胞宫有瘀阻者,一般不作任何加减,只用原方,疗效显著。至于治不孕症,亦需辨证清楚。一般遇肝气郁结,经前胸乳胀者,不宜用本方。凡属冲任虚寒并血气瘀滞,并见症有少腹寒冷等现象者,则用温经汤多见效。

医案精选

◎案(不孕症)

某,女,32岁,结婚8年,未曾孕育。由于家住农村,其夫为农民,曾请当地医生服药若干,未能见效。并未经受妇科检查。平时感腰部以下,主要是少腹部寒冷,虽天气暖热,衣着内少不了一只"肚兜"。平时有带下,但清如水。经用温经汤服治,数月以后再来时,谓当地检查已孕育,特来保胎。足月后产一女婴。从此例可见温经汤治不孕确有疗效。

按 若干年来,医界对温经汤临床应用之报道,有治疗月经愆期者,有治疗崩漏者,有治疗痛经者,有治疗月经不调者,有治产后虚寒者,有治腹痛者,亦有治疗血虚发热者,治疗不孕者,亦有用治疗血吸虫性肝病者,有治疗功能性子宫出血者,亦有温经汤新用治疗心悸、眩晕、水肿、胁痛等症者,亦有某老中医治老年妇女月经再来者,亦有与《妇人大全良方》温经汤作比较而用者,可谓琳琅满目,但多数报道都是以温经汤原方加减增损,有的变动甚大甚而远离温经汤原方原药。何老以为用温经汤者,应深谙张仲景立方原旨。从《金匮要略》的原文看,温经汤是温养气血,兼以消瘀,标本兼顾,配伍精确的好方子。原方后亦没有什么加减增损的注说,可见用本方一定要重视原方。其组合是从无数次实践中探索出来的。若必须加减,亦不可任意取舍,否则容易影响治疗效果。或谓温经汤既能治月经或多或少、下血、崩漏、痛经、不孕等多种妇科病,试从现时中药药理角度看如何认识。

经查有关专著,将温经汤的药理作用摘录如下:①促进黄体生成素的分泌。方中诸药以牡丹皮的作用最显著,可使黄体生成素浓度比投药前增加160%~180%。当归次之,其他成分则无此作用。②降低催乳素量。组方各药,除阿胶外,都可不同程度地降低催乳素水平。③无雌激素样作用,对正常的激素环境亦无影响。④增加耐力。⑤改善血液流变性。⑥镇痛。⑦促进造血。从以上资料可以看出,温经汤之所以标本兼顾,治疗多种妇科病,从药理作用上说,也是确实可信的。从温经汤可以看出,中医经典中的方子,其组合是严谨的,是依照中医理论从实践中长期探索而成的,确实应当重视。

第三节　刘渡舟谈温经汤的方义

温经汤是《金匮要略》治疗妇人疾病的一张名方。是由吴茱萸、当归、川芎、芍药、人参、桂枝、阿胶、牡丹皮、生姜、甘草、半夏、麦冬十二味药物所组成。这个方子治疗冲任虚损、月经不调,或多不断,或崩中去血,以及半产瘀血停留,少腹急痛,手掌烦热,唇口干燥,久不受孕等证,都有较好的疗效。

历代医家,多认为这个方子为温暖经寒而设,至于"瘀血停留"的病机,也认为寒邪客于胞宫,经血为之瘀滞所致。为此,沈金鳌有"但此温剂,内冷者宜"的论断。看来,认为温经汤是以热治寒的方子,已成为天经地义,无可非议。然而,刘老认为尚有进一步研究之必要,并期以恢复温经汤的本义。

刘老认为温经汤的"温",不应该当"热"字讲,应该当"和"字讲。就是说温经汤应该是温和经水的方子。为什么不作"热"解,而作"和"解?是有文献资料可以证明的。《素问·离合真邪论》说:"天地温和,则经水安静;天寒地冻,则经水凝泣;天暑地热,则经水沸溢;卒风暴起,则经水波涌而陇起。"说明了经水在温和的条件下,才能保持正常。由此可见,张仲景取义于《黄帝内经》而名曰温经汤,自非仅是以热治寒而了事,应该说它有反映生理和治疗的双重意义在内。下面分两个问题,加以阐述:

一是妇人的月经疾患,多与冲任二脉不调有关。《黄帝内经素问》王冰注"冲为血海,任主胞胎",若冲任调和,则经水自利,而无复可言。如果寒暖失常,气血乖决,而使任冲不调,则可发生月经方面的疾患。另外,肝经绕阴器而抵少腹,而与妇女生殖器官发生密切的关系。况且,肝能藏血,而气主疏泄,故有肝为妇女之先天的说法,反映了肝对妇女经水的影响是非凡的。然肝与胆配,厥阴与少阳为表里。这是由于厥阴肝多血而少气,少阳胆则又多气而少血。所以,肝胆阴阳表里以达成气血不偏,而各得其所,以为生理之常。

《难经·二十二难》说:"气主呴之,血主濡之。气留而不行者,为气先病也;血壅而不濡者,为血后病也。"它说的"气主呴之",呴,以温为义,"血主濡之",濡,则以润为主。若结合肝胆而言,肝多血而能润,胆多气而能呴,如此,则经水调和,厄何病之有?所以说,温经汤的作用,关键有气呴、血濡之效,而治妇女半产漏下等证如神。如果我们不从气血两方面的作用加以考虑,而单纯地强调它的气呴为阳一面,则必失掉了血濡为阴的另一面。这样,对于治疗手掌烦热和唇口干燥等证,也就不能发挥作用。严格地讲,温经汤的治疗如春天的气候是温和而流畅,它不同于附子汤的治疗如夏日炎炎而以流火烁金为能事,两方的特点不同,所以证候亦各有所异。

二是从药物结构进行分析,温经汤的吴茱萸、桂枝、生姜以温寒通气为主,而阿胶、麦冬、牡丹皮、当归、川芎、芍药以润燥补血为主,人参、甘草则甘温以扶正;半夏则调和阴阳,和胃而致津。此方集温、润不同之药,而能阴阳兼顾,故寒者温而燥者润、瘀者行而下者断,务使气血温和,任冲得养,肝胆得润,为制方之宗旨。若局于以热治寒的一角,则以上诸义皆失。为了理论结合实践,兹举病例一则,以供参考。

◎案(崩漏)

芦某,女,40岁,湖北潜江县人。主诉:月经淋漓不止,经中夹有血块,色暗而少腹冷痛,兼有白带,腰腿发酸,周身无力,手心发热,而唇口干燥。视其面黄白不泽,舌质淡嫩,苔白而润。切其脉则沉弦而无力。辨证为肝胆气不呴而血不濡,任冲失调,则淋漓为病,少腹冷痛为寒,而手心发热,唇口干燥又为血虚不濡之候,面色黄白,知气血皆虚,脉沉弦无力,胞宫定有虚寒无疑。证情如温经汤,治以温经止漏、和血益气。

处方:吴茱萸9g,川芎9g,白芍9g,当归9g,党参9g,炙甘草9g,阿胶9g(烊化),牡丹皮9g,麦冬30g,半夏9g,生姜9g,桂枝9g。

服此方见效。服至6剂,月经即止,手心不热,唇口不燥,唯白带仍多。

治以补脾运湿、滋血调肝,方用当归芍药散。

处方:当归 10g,白芍 12g,川芎 6g,白术 20g,茯苓 12g,泽泻 12g。

服至 3 剂,而带下已愈,此病痊愈。

按 临床经验,凡用温经汤,必须重用麦冬以滋肺胃津液,又能通心脉而益荣,又可监吴茱萸、桂枝之温燥以免耗阴,而进药后的头晕、咽干、心烦等副作用。方中的人参,一般多以党参代用,若气血虚极,仍以人参为有效。亦不可不知。方中的吴茱萸为苦辛大热之品,男人和青年妇女,用量应酌减,以免发生眩晕等症。

第四节 高忠英运用温经汤治疗内科杂病

高忠英为北京联合大学中医药学院教授,国家级名老中医,全国中医师承制导师。业医 40 载,精研经典,谙熟各家学说,并将之融会贯通,擅用温经汤治内科杂病,屡治屡效,体现了中医"治病求本"的原则,有异曲同工之妙,兹介绍如下,以供同道参考。

温经汤出自《金匮要略·妇人杂病脉证并治第二十二》,文中指明治"妇人"之疾,故后世多用于治疗月经不调、痛经、崩漏等妇科疾病。然女子一生以肝为先,以血为本,肝气易郁,郁则气滞,气滞可致血瘀,故女子易出现气滞血瘀之证,表现为急躁易怒、月经有血块等。肝郁易化火,在年轻时因火力尚旺,贪凉饮冷,或经期冷水淋浴,冒雨涉水,带经游泳或半产受寒等,使寒气渐渐凝聚于少腹胞宫而不觉,终致诸证杂生。本方证以冲任虚寒为本,瘀血内停为标,故治疗重点不在攻瘀而在温养。《素问·调经论》"血气者,喜温而恶寒,寒则泣不能流,温则消而去之"。故方中用吴茱萸散下焦寒邪;桂枝、当归、川芎养血通脉而化瘀;阿胶、芍药、麦冬养血滋阴;人参、生姜、半夏、甘草益气和胃。全方温经散寒与养血化瘀并用,使血得温而行,血行则瘀消,诸证可愈。

医案精选

◎案（喉痹）

李某,女,37 岁,职员。1997 年 5 月 5 日初诊。患者 4 年来时咽部痒痛,曾反复服清热解毒中药及抗生素,疗效不佳。近期发作频繁,自觉咽中热痛痒,引咳嗽阵作,口干思冷饮,但饮冷则胃脘不适且口燥不解,纳佳,梦多,二便调。平素易烦急,手足冷,掌心热,月经周期尚准,量少,色暗,带经期长,10 余日,小腹发凉。症见:舌暗淡,苔白,有染苔(因口含华素片),脉细弦稍数。西医诊断为慢性咽炎。中医辨证为寒凝血瘀、冲任失调。治以温经散寒、引火归元。方用温经汤加减。

处方:吴茱萸 10g,肉桂 6g,牡丹皮 10g,川芎 10g,半夏 10g,当归 10g,太子参 20g,炮姜 10g,桃仁 10g,益母草 20g,紫菀 10g,生诃子 10g。7 剂,日 1 剂,水煎服。

患者服 7 剂后,咽中热减轻,咽痒止,咳嗽停,月经汛,色暗红,量增多,带经 7 日而净。原方加减连服 2 个月,诸证即消,改用安坤赞育丸、妇科得生丹交替服用,以善其后。

按 高师认为妇女的内科疾病表现复杂,然其月经失调则是辨证的重要信息。临证时女子尤要详审月经情况,但月经色暗,烦热,唇口干燥不欲饮而小腹冷痛者,便可治以温经散寒,直中病机,标证自然迎刃而解,不必拘泥一方一证。本案以咽部干涩痛痒为主证,看似有热,但察其口干燥而饮水不解,手心热,经色暗,淋漓不净,小腹冷,参其舌脉,实属寒凝血瘀之证。咽痒热痛,其根本在于冲任虚寒,故前医投清热解毒药无效而更伤其阳,犯了虚虚之戒。高师易温经汤中桂枝为肉桂,生姜为炮姜,旨在温散下焦寒凝,蒸腾津液上承,使虚火归元,并去其阿胶、麦冬之阴柔;改用益母草、桃仁以助活血化瘀之力;因其咽部症状突出,故加用生诃子、紫菀等利咽之品。然冰冻三尺,非一日之寒,散寒化瘀并非几日之功、几剂之效,故高师常在经前用温经汤化裁,以散寒祛瘀,经后以安坤赞育丸、妇科得生丹每日交替服用以温经养血。

◎案（嗜异证）

蒋某,女,35 岁。1997 年 5 月 19 日初诊。患者产后起渐喜食肥皂、生菜,逐年加重,见肥皂即不能自制,每取一小块含口中,一日 3～5 次。症见:平素恶寒,纳食佳,但不喜冷食,食后则小腹冷,大便时干时稀,月经准,色紫黑,有血块,汛时腹冷甚。舌青暗、苔少,脉沉细弦。中医辨证为冲任虚寒、血瘀络滞。治以温经散寒、化瘀通络。方用温经汤加减。

处方:吴茱萸 10g,肉桂 6g,当归 10g,川芎 10g,桃仁 10g,三棱 10g,莪术 10g,制香附 10g,小茴香 10g,巴戟天 10g,益母草 15g,槟榔 10g。

患者加减服用约 20 剂后,嗜异欲大减,看见肥皂可以自制,偶尔吃一次。月经色紫红,量仍少,小腹冷,舌暗但已显现红色,仍宗前法加减再服,并以安坤赞育丸、女金丹于经后交替服用,巩固疗效。1 月余后,患者来诉已不再吃肥皂。

按 嗜异证一般见于虫积,但本例患者尚伴见腹冷、经色紫黑、舌青暗、脉细弦等证,可见,病症虽表现为脾胃功能异常,而本在冲任虚寒,致使血瘀络滞,故温经散寒,化瘀通络是治疗之关键。高师用温经汤化裁,加用了小茴香、巴戟天以助吴茱萸、肉桂温散少腹寒邪,再用三棱、莪术、桃仁、制香附、益母草加强活血通瘀行滞之功;用槟榔来调理胃肠气机。药中病机,故见神效。

◎案（痞证）

王某,女,38 岁。1997 年 5 月 29 日初诊。患者 3 年前始出现胃脘胀闷不适,进食后尤甚,当时诊断为浅表性胃炎,屡治不效。症见:近期脘部痞闷尤甚,呃逆频频,泛酸,纳差,大便不畅,心烦,唇口干燥不欲饮水。月经先期,量少,小腹冷痛,白带多,色淡。舌淡,苔白,边有齿痕脉右滑而无力,左弦细。西医诊断为萎缩性胃炎。中医辨证为冲任虚寒、气血凝滞。治以温经散寒、和胃降逆。方用温经汤加减。

处方:吴茱萸 10g,肉桂 6g,牡丹皮 10g,川芎 10g,半夏 10g,当归 10g,红花 10g,炮姜 10g,桃仁 10g,丁香 10g,柿蒂 10g。10 剂,日 1 剂,水煎服。

二诊:10 剂后患者脘痞消,呃逆减,大便畅,唯小腹仍胀,遇冷加重。宗前法,去丁香、柿蒂,加乌药、小茴香以增强温经散寒、暖小腹之功。连服 1 月余,症平稳。

按 冲脉隶属阳明,冲任二脉与足阳明胃相通,冲任虚寒,则胃中阳气不布,气滞血凝则脘痞闷,虚气上逆则呃逆不休。高师在温经散寒同时,加用丁香、柿蒂平冲降逆,标本同治,尤妙在半夏之辛开,既可通阳明之气而平冲任之逆,又可引药直达病所,有利于温通调经,调顺气血的功效发挥。

◎案（胃脘痛）

曹某,女,30 岁。1997 年 5 月 19 日初诊。患者 3 年来时作胃脘痛,经前或遇寒加重,手足凉,多唾,唇燥,纳眠可,大便干。经期尚准,色稍黑,量多,经前巅顶作痛,烦躁。望其形体瘦高,面色白,舌尖红,苔薄干,脉沉紧。辨证为冲任虚寒、瘀血内阻。治以温经散寒、化瘀止痛。方用温经汤加减。

处方:吴茱萸 10g,肉桂 5g,牡丹皮 10g,川芎 10g,半夏 10g,当归 12g,红花 10g,桃仁 10g,赤芍 12g,太子参 20g,三棱 10g,益母草 20g,丹参 15g。

患者以此方加减服用近 4 个月,胃痛未作,服至 5 月余,经前诸证消减,但经后感嗜睡,易感。此属气血两虚,改用补气养血法,以八珍汤缓调。

按 胃脘痛一般多从脾胃入手,但该患者胃痛多在经前,或遇寒加重,又察其多唾,唇燥,手足凉及经前后诸证,可知其胃痛由虚寒血瘀所致,故去其滋阴之药,而加用三棱、桃仁、益母草、丹参以活血养血,温通经脉。药后,血脉调畅,寒散瘀化,诸证必减。

◎案（身热）

孟某,女,40 岁。1997 年 10 月 21 日初诊。患者自觉身热已有七八年,触之灼手,但体温正常,入暮尤甚,且每于劳累后加重,伴有畏寒,乏力,咽部干痒,唇干,食欲不振,睡眠梦多,大便溏软,手足冷,月经如期,经量适中,经色紫暗,有血块,经前腰酸,小腹冷,双腿肿胀,舌暗淡,苔白,边有齿痕,脉右沉细,左细滑。中医辨证为冲任虚寒、气虚血瘀。治以温经散寒、益气活血。方用温经汤加减。

处方:吴茱萸 10g,肉桂 6g,牡丹皮 10g,姜半夏 10g,当归 12g,桃仁 20g,赤芍、白芍各 15g,太子参 20g,益母草 20g,柴胡 20g,桂枝 6g,甘草 20g。7剂,日 1 剂,水煎服。

二诊:患者服 7 剂后,身热即消,诉精神体力转佳,月经有大血块排出,经前下肢肿胀减轻,小腹仍有凉感。经前再用本方加减服,经后以安坤赞育丸调之,迄今 3 个月,即使劳累亦再未作身热,纳眠、二便正常。

按 身热证,治疗常从阴虚、湿热入手,随师临证后,悟其血瘀发热之机理,开拓了思路。本例患者身热伴唇干,小腹手足冷,畏寒,月经色紫暗有块,舌暗,系寒凝血瘀所致,与阴虚之潮热盗汗、湿热之身热不扬、困重等有明显区别。遇劳则加重,是为气血不足之象。故经前用温经汤加减以温经散寒、养血祛瘀,调和营卫以散寒瘀,经后用安坤赞育丸养血调经以补虚寒。

第五节　王付温经汤应用札记

温经汤是《金匮要略》中著名的有效治病用方之一,临证若能针对病症表现与病机而合理应用,常常能取得显著治疗效果,下面将临床应用例举于次,以抛砖引玉。

医案精选

◎案（宫颈糜烂）

罗某,女,39 岁。主诉:阴道分泌物较多,时黄时白,经妇科检查,阴道黏膜轻度充血。内窥器检查:宫颈糜烂Ⅲ度,无肥大、息肉及萎缩。诊断为宫颈糜烂Ⅲ度。症见:带下色黄量多且质地清稀,小腹坠胀时有疼痛,腰酸腿软,少腹恶寒,心烦,手足心热,口淡不欲饮水,经血有块,舌质暗、苔薄白,脉沉弱。辨证为胞宫虚寒、气滞血瘀。治以温经散寒、养血祛瘀。方用温经汤加味。

处方:吴茱萸 9g,当归 6g,川芎 6g,白芍 6g,红参 6g,桂枝 6g,阿胶珠 6g,生姜 6g,牡丹皮 12g,生甘草 6g,清半夏 12g,麦冬 24g,苍术 15g,山药 15g,黄柏 10g。12 剂,日 1 剂,水煎服。

二诊:阴道分泌物减少,其他病证均有好转,又以前方 12 剂。之后,以前方因病证变化适当加减服用 60 余剂,经妇科检查,宫颈糜烂消除。

按 根据宫颈糜烂以带下色黄为主,辨带下色黄通常属于湿热,治当清热燥湿,可带下色黄质地非黄稠浊臭而是清稀无异味,病机非湿热而为寒瘀。治以温经汤温经散寒、养血祛瘀,加苍术醒脾燥湿止带,黄柏燥湿,兼制温热药燥化伤津,山药健脾益气止带。方药相互为用,以建其功。

◎案(漏下)

宋某,女,37 岁。主诉:每次月经持续 15 天以上,仅第 1 天月经量稍多,然后经量少且淋漓不断。数次服用中西药而没有达到治疗目的。症见:月经量少,色暗,夹血块,少腹怕冷,手足不温,面色不荣,肌肤粗糙,气短乏力,大便溏薄,舌淡苔薄,脉弱。中医辨证为胞宫虚寒,兼以血瘀。治以温经散寒、活血化瘀。方用温经汤治疗。

处方:吴茱萸 9g,当归 6g,川芎 6g,白芍 6g,人参 6g,桂枝 6g,阿胶 6g,生姜 6g,牡丹皮 6g,甘草 6g,半夏 12g,麦冬 24g。6 剂,日 1 剂,水煎服。

二诊:月经漏下明显好转,以前方治疗 15 剂。并嘱其在每次月经来临前 7 天服药,坚持用药 4 次。随访 1 年,一切尚好。

按 本例患者月经量少,色暗,夹血块,辨证为血虚血瘀,又因少腹怕冷,手足不温辨为寒瘀,因气短乏力,脉弱辨为气虚,以此辨为胞宫虚寒,兼以血瘀。以温经汤温经散寒、养血祛瘀,方药主治与病机符合,所以取得预期治疗效果。

◎案(痛经)

孙某,女,23 岁。主诉:自月经初潮至今,经期疼痛剧烈难忍,每次只有服用止痛类西药才能缓解,曾多次服用中西药,均没有达到远期治疗目的。症见:经前少腹小腹疼痛,痛甚则周身冷汗出,小腹恶寒,经期腹痛因瘀块得下减轻,面色不荣,两目干涩,心烦,唇干,口燥且不欲饮水,舌边略有紫点,脉迟。中医辨证为虚瘀寒气。治以活血化瘀、温养经脉、散寒通经。方用温经汤加减。

处方:吴茱萸 9g,桂枝 9g,川芎 9g,生姜 12g,半夏 12g,牡丹皮 9g,麦冬 12g,人参 6g,炙甘草 6g,阿胶 10g(烊化),当归 15g,白芍 9g。6 剂,日 1 剂,水煎服。

嘱患者在每次月经来之前 1 周服药,连续治疗 3 个月,每次用药 6 剂。之后,数年痛经解除。

按 痛经是妇科常见病、多发病,青年女子比较多见。根据痛甚则周身冷汗出,小腹恶寒辨为寒,又根据经期腹痛因瘀块得下减轻辨为瘀,因面色不荣、两目干涩辨为血虚,以此辨为虚瘀寒证。以温经汤温经散寒、活血化瘀、益气补血,以使寒气得散、瘀血得去、血虚得补,故取得预期治疗目的。

◎案（非特异性阴道炎）

林某,女,34 岁。主诉:经妇科检查诊断为非特异性阴道炎,多次使用外用药,用则病证减轻,停药后病证又发作,虽服用中西药,但收效不明显,近日外阴瘙痒加重而前来诊治。症见:外阴瘙痒,阴冷,带下量多色白,质地黏稠,性欲减退,精神萎靡不振,面色不荣,少腹怕冷,同房阴部疼痛,舌边略紫,苔薄略腻,脉沉。中医辨证为寒客胞中、瘀血内阻、气血虚弱。治以温阳散寒、活血化瘀、补养气血。方用温经汤加减。

处方:吴茱萸9g,桂枝9g,川芎9g,生姜12g,半夏12g,牡丹皮9g,麦冬12g,人参6g,炙甘草6g,阿胶10g,当归15g,白芍9g,芡实10g,薏苡仁15g。6剂,日 1 剂,水煎服。

二诊:阴部瘙痒减轻,以前方6剂。

三诊:诸证均较前好转,以前方治疗30余剂。诸证悉除,随访 2 年,一切正常。

按 西医诊断为非特异性阴道炎,从中医诊治不能因病变是炎症而选用清热燥湿药,若欲用清热燥湿药,则欲加重病情。根据患者外阴瘙痒、阴冷、带下量多色白、质地黏稠辨为寒湿,又根据舌边略紫辨为瘀,因精神萎靡不振、面色不荣辨为虚,以此辨为虚瘀寒证。以温经汤温经散寒、化瘀补虚,加芡实补脾收敛止带,薏苡仁渗湿止痒。方药相互为用,以愈其疾。

◎案（风湿性关节炎）

安某,女,43 岁。有多年风湿性关节炎病史,近因疼痛加重而前来诊治。症见:两膝关节疼痛,固定不移,按压及受凉疼痛加重,下肢麻木,舌淡、边略暗,苔薄白,脉沉弱。辨证为筋脉寒瘀。方用温经汤加减。

处方：吴茱萸 9g，当归 6g，川芎 6g，白芍 6g，党参 12g，桂枝 6g，阿胶 6g，生姜 6g，牡丹皮 6g，炙甘草 6g，生川乌 6g，生草乌 6g，麦冬 24g。6 剂，日 1 剂，水煎 2 次合并分 3 次服。

二诊：膝关节疼痛减轻，又以前方治疗 30 余剂，诸证悉除。随访 1 年，疼痛未再复发。

按 张仲景设温经汤本是主治妇科（血）虚（血）瘀（血）寒病证。而应用温经汤根据方药组成及功效，合理用于治疗风湿性关节炎或类风湿性关节炎，则能取得显著疗效。根据疼痛固定不移辨为瘀，因受凉加重辨为寒，又因下肢麻木、脉沉弱辨为虚，以此辨为虚瘀寒证。以温经汤温经散寒、活血化瘀、益血荣筋，加生川乌、生草乌温阳逐寒止痛。方药相互为用，以奏其效。

第六节　傅在希等名老中医临床经验

多位名老中医，如傅在希、张庆云、崔玉衡、华占福、彭光祖、张志浩、黄燕、马晔、刘洪祥等，将温经汤运用于不孕症的经验特色记载，摘录如下。

1. 傅在希

主张"不孕首推温经汤，经期服药勿更张"，以为妇人调经种子，古方流传甚多，然用之确有特效者，而在其经验中以温经汤为第一。傅氏用此方，得自其师口传，运用此方的方法为一不可加减，二必须在行经期服药，三五剂后，经净即止，以后每月皆如此照服。假如经水不来，则多已受孕，不必再服，听其自然发育生产。亦不必轻易做内诊检查，以免手法粗糙，导致流产。其临证 60 余年，治疗妇女宫寒不孕，遵用此方此法，每每获效。傅氏认为妇女不孕，原因多种，有寒、热、虚、实、痰、瘀等不同情况，但是宫寒不孕在临床最为常见。温经汤组方严密，温经祛瘀同用，扶正祛邪并举，用于治疗不孕症适应面广,即便是寒热夹错,亦可通过方中吴茱萸、桂枝、麦冬、白芍、牡丹皮的剂量变化而达到目的。方名既为温经汤,自然是以冲任虚寒为主,故临床运用本方治疗不孕症,应以月经后期,经量偏少为主要适应证。

傅氏主张使用治疗女性不孕症,虽药味不可变更,但分量可作加减。其常用分量如下:吴茱萸 2.5~4.5g,红参 10g,桂枝尖 6~10g,阿胶 10g(烊化),姜半夏 10g,麦冬 10~12g,当归 10g,川芎 6g,白芍 10~12g,牡丹皮 6~10g,甘草 6g,生姜 3 片。

2. 张庆云

张氏运用加减温经汤治疗不孕(育)症,其加减温经汤以《金匮要略》温经汤化裁而来。

处方:吴茱萸 10g,桂枝 10g,干姜 10g,白芍 10g(经前用赤芍,经后用白芍),当归 10g,人参 6g,甘草 6g,淫羊藿 30g,巴戟天 15g,丹参 30g,阿胶 10g(用鹿角胶代之更妙)。

方中吴茱萸、桂枝暖肝肾温经以散寒;当归、川芎、芍药、阿胶养血滋阴,调补冲任;干姜、人参兴脾气以滋化源:巴戟天、淫羊藿、菟丝子壮肾兴阳,使先天健旺;丹参养血活血,诸药相得,共奏温经散寒、调补肝肾之效。

张氏认为,十二脏腑,奇经八脉,男女皆备。女有胞宫,男有精室,女有经血,男有精液;女则经水以时下,男则精满而溢泄;男女生理既有相同之处,治法必有相同之理。张仲景虽立法治女,依理尚能治男。故凡遇男女先天不足,下焦虚寒而致的女子痛经,子宫发育不良,月经不调,宫寒不孕;男子精室虚寒、精少、精子活力下降所致的不育症及睾丸冷痛、疝气等用之都颇有效验。加减法:女子宫寒不孕,加紫石英、附子;痛经胀甚于痛,加乌药、川楝子、青皮;痛甚于胀,加五灵脂、延胡索;男子睾丸冷痛,加橘核、荔枝核、附子;寒病,加附子、柴胡、大茴香、小茴香,重用吴茱萸;精少,加仙茅、熟地黄、鹿角胶。其治男女不孕症,习配紫河车粉,子宫虚寒、子宫发育不良、男子精少及活动力下降时为必备之品。紫河车乃补气血阴阳天然之珍品,认为本品原为冲任所养,今以其还养胞宫,实属同气相生之理,用之甚为合拍。另外其建议,在治疗过程中必慎房事,最多 1 个月行房 1 次,否则影响疗效。如有月经不调者,应先调经,后种子为要。男女不孕症,多有情志不遂,故疏肝之品亦应随证而施。

3. 崔玉衡

崔氏主张不孕首重调经，以为妇女不孕的原因，有外感六淫之邪，侵袭或蕴于胞宫，冲任损伤，致月经不调不能受孕，或因七情所伤，五志过极，脏腑经络受损，气血偏盛，导致月经不调，不能摄精而不孕，月经主要成分是血，在肾气与天癸的作用下，输送精微，灌注于胞宫，以营养精子培育胎元，若未受孕则去旧更新，涤净秽气，将经血如期排出，即为月经。外感内伤均能引起月经不调，或前或后，量过多过少，崩漏，闭经等症，皆可影响月经正常的生理性周期，也就影响了女性生殖周期，故多不能生育。经宜如潮有其一定的周期性，身体健康，冲任通盛，阴阳和则有子矣。故种子之法，首要调经，即所谓"求子之法，莫先调经""经调则孕"。但临床必须审因辨证施药，方能准确无误。临证若见经期后错、畏寒肢冷、舌淡、脉沉弱等，阳虚宫寒不孕者，治以补肾暖胞宫，养血助孕之剂。方选温经汤或吴茱萸汤，加淫羊藿、补骨脂、菟丝子等进行治疗，每多获效。

4. 华占福

华氏引朱丹溪说，妇人无子，其一是由血少无以摄精所致。曾以温经汤治愈血虚不孕患者，患者或因先天不足，以致冲任血海空虚，而不能摄精成孕。症见婚后久不受孕，月经后期，量少，色淡，面色萎黄，皮肤干燥，心悸，眩晕。舌淡，苔白，脉濡或细弱。患者本身素体虚弱，或由于先天禀赋不足，或后天失养，或久病暗耗阴血、失血等，以致冲任血虚，胞脉空虚，不能摄精养胎，故不成孕。由于营血亏乏，胞脉空虚失于濡养，所以月经后期，量少色淡；营血亏虚不能上荣于面，故见面色萎黄、头晕目眩；全身失于血液的濡养，故患者形瘦体弱，皮肤不润，舌淡，脉细弱亦为血虚之象。治以补血养血、滋肾调经。又引《景岳全书·妇人规》说："调经之要，贵在补脾胃以资血之源，养肾气以安血之室。"脾健肾旺，不仅促以调经，而且也是治疗不孕症的要旨。故血虚不孕以大补气血为主，配以益肾化精之品，充先天不足，补后天虚馁，补肾健脾，益气生血，达到阴阳并补，气血俱生的目的。

5. 彭光祖

彭氏以为女子不孕原因在冲任，或因任脉不通，或因血海空虚，以致月经不能按时而至,或至而不暇。不孕虽有肾虚、肝郁、痰湿、血瘀等引起,但它们都能使人体在经前、经期或经后产生一系列异常反应,在不同程度上影响月经的正常运行。故改善月经的前后症状,辨证地调经,是消除病因、治疗不孕症的关键。对此,彭氏提出了不孕症的"调经三步骤":经前多实,理当审因祛实;经行虚实夹杂,治当养血"畅经";经后正气亏虚,治当扶正固本。从排卵后至行经前,2 周左右为经前期,凡实证多在经前引起异常反应,而以气滞血瘀为多见。治疗当审因祛实,辨证施治。寒与血结,血行涩滞,宫寒不孕者,可致月经后期、月经过少、痛经、闭经等,治以温经散寒、活血祛瘀,方用温经汤加减。

6. 张志浩

妇人不孕之病因,常分为肾虚、肝郁、痰湿、血瘀等 4 种原因,但张氏认为:胞宫受寒而不孕,居于临床主流。寒湿之邪,侵袭经脉,蕴于胞宫而凝滞,以致宫寒不孕;或由真阳不足,不能暖胞摄精,前贤谓之"寒潭无鱼"。临床见腹冷痛、经血成块、脉沉紧或紧细之不孕症妇女,常以温经汤温经与祛瘀同用,以达温经散寒通络功效,扶正祛邪并举,用以主治凝胞宫,肝郁血滞不孕症,常获良效。其常用配伍及剂量如下。

处方:吴茱萸 7.5g,党参 15g,桂枝 15g,阿胶 15g(烊化),半夏 15g,当归 15g,川芎 15g,白芍 15g,甘草 10g,乌药 15g,牡丹皮 15g,荔枝核 25g,穿山甲 15g,鸡内金 15g,苍术 15g,薏苡仁 15g,泽兰 15g,五灵脂 15g,丝瓜络 20g。

用法为月经来前 1 周服用,经来即停。

张氏指出吴茱萸、桂枝温散下焦之寒,兼通血脉;当归、川芎活血祛瘀,养血调经;阿胶、白芍养血益阴;党参、半夏、甘草益气和胃,以资生化之源;巴戟天温肾益肾,苍术、薏苡仁燥湿止带,使胞宫得温,经血得养,冲任旺盛,则气血自充,血海得盈;乌药、荔枝核、泽兰、五灵脂等理气活血,疏利经脉。全方共奏温宫养血益肾之功。

7. 黄燕、马晔

黄、马氏二人运用温经汤治疗月经不调性(冲任虚寒)不孕,常用配伍及剂量处方如下。

处方：吴茱萸 6g，桂枝 10g，当归 10g，川芎 10g，牡丹皮 6g，芍药 15g，甘草 3g，人参 15g，生姜 3 片，半夏 6g，阿胶 12g，麦冬 9g。

功效为温经通脉、养血祛瘀。用法为经行前 5 剂，经行停服，连服 6 个月。

吴茱萸、桂枝温经散寒，通利血脉；当归、川芎、芍药活血祛瘀，养血调经；牡丹皮祛瘀通经，并逐虚热；阿胶、麦冬养阴润燥，清虚热，阿胶还能止血；人参、甘草益气健脾，以滋生血之源，并达通血之用：冲任二脉均与足阳明胃经相通，半夏能通降胃气而散结，有助于祛瘀调经；生姜温胃气以助生化，甘草又能调和诸药。

8. 刘洪祥

刘氏在其著作《妇科医案》中记录了运用温经汤治疗多例原发性及继发性不孕，认为原发不孕症中，胞宫虚寒症较多，温经汤疗效显著。且在其经验中大温经汤，每用于原发性不孕之子宫发育不良者而每每获效。也曾治愈因 4 年长期哺乳而子宫萎缩之继发性不孕患者。在其著作中提及"是否亦可证实（大温经汤）有促进子宫发育作用？有待进一步探讨"。为温经汤的现代研究提出了一条思路，可供未来研究者参考。

参考文献

[1]徐鸿燕.温经汤综述[J].辽宁中医药大学学报,2012,14(7):272-274.

[2]姜雅晴.温经汤合并西药治疗月经不调85例疗效分析[J].中国现代药物应用,2008,2(1):73-74.

[3]郭振海.活血温经汤配合温针灸治疗痛经160例[J].医学信息,2010,23(5):1369-1370.

[4]刘志超.温经汤治疗痛经48例[J].中国中医药现代远程教育,2011,9(19):36-37.

[5]冯明霞,朱丽红.加减温经汤治疗原发性痛经临床观察[J].中国社区医师,2011,13(294):154.

[6]黄英.加减温经汤结合针刺治疗痛经76例[J].陕西中医,2007,28(11):1484-1485.

[7]郭晓峰.温经汤组方特点辨析[J].中国实验方剂学杂志,2010,16(9):235-236.

[8]金明玉,柳振宇.运用温经汤治疗疑难杂证四则[J].实用中医内科杂志,2002,16(3):130.

[9]李卫民,李卫红.《金匮要略》温经汤中半夏的配伍意义[J].广西中医药,2006,29(5):46.

[10]姜雅晴.温经汤治疗月经不调辨治体会[J].四川中医,2001,19(12):20-21.

[11]吴昌生,谌曦.大温经汤治疗崩漏与痛经[J].中西医结合实用临床急救,1996,3(12):558-559.

[12]林知惠子.温经汤治疗未婚女性月经异常的经验[J].国外医学·中医中药分册,1998,20(3):30.

[13]邬素珍.论《金匮要略》温经汤应用于子宫内膜异位症疼痛[J].辽宁中医药大学学报,2010,12(4):10-11.

[14]范林,王长滚.温经汤治疗不孕症50例[J].河南中医药学刊,1998,13(1):42.

[15]侯雁,赵丽侠.温经汤辅助药物流产30例[J].中国民间疗法,2009,17(5):26.

[16]蔡亲福.温经汤对老人阴道炎和外阴瘙痒症的临床疗效[J].中成药,1990
(1):44.

[17]胡慰吾.温经汤加味治疗更年期综合征32例[J].现代医药卫生,2002,18
(2):131.

[18]赵有利,王玉玺.经方温经散寒法治疗皮肤病研究进展[J].中医药信息,
2010,27(1):95-98.

[19]马玉红.《金匮要略》温经汤治疗甲亢体会[J].山东中医杂志,2007,26(3):
169-170.

[20]李龙骧.温经汤临床新用[J].长春中医学院学报,1999,15(3):39.

[21]王刘英.温经汤治疗乳腺增生20例的临床观察[J].云南中医中药杂志,
1997,8(6):12.

[22]汤艳秋,吴燕虹.温经汤治疗子宫内膜异位症痛经30例临床观察[J].江苏
中医药,2015,47(6):36-37.

[23]朱莉萍.化瘀温经汤联合孕三烯酮治疗子宫内膜异位症临床研究[J].新中
医,2015,47(4):153-154.

[24]李晓霞.温经汤加减治疗肾虚血瘀型崩漏临床疗效观察[J].亚太传统医药,
2015,11(13):125-126.

[25]朱熙.朝药加味温经汤治疗绝经前后诸证40例疗效观察[J].中国民族医药
杂志,2015(5):8-9.

[26]刘俊峰,李昕.温经汤治疗不孕症浅析[J].中国中医药现代远程教育,2015,
13(17):136-137.

[27]林细佳.温经汤在妇产科疾病中的临床应用分析[J].中国医药指南,2015,
13(14):212-213.

[28]苏勇.易经[M].北京:北京大学出版社,1989.

[29]吴贵娥.不孕症中医诊治方药的古今文献研究[J].北京:北京中医药大学学
报,2008,1-2.

[30]张仲景.金匮要略[M].北京:人民卫生出版社,2005.

[31]巢元方.诸病源候论[M].北京:人民卫生出版社影印,1955.

[32]陈士铎.石室秘录[M].北京:人民卫生出版社,2006.

[33]陈自明.妇人大全良方[M].北京:人民卫生出版社,2006.

[34]孙思邈.千金方[M].北京:中国中医药出版社,1998.

[35]灵枢经[M].北京:人民卫生出版社,1993.

[36]曹炳章.中国医学大成续集37(妇科)广嗣纪要影印本[M].上海:上海科学
技术出版社,2000.

[37]王冰.黄帝内经素问[M].北京:人民卫生出版社,1963.

[38]傅山.傅青主女科[M].北京:人民卫生出版社,2006.

[39]刘玉成.赐嗣:不孕症诊疗与实践[J].北京:军事医学科学出版社,2006,5.

[40]姜向坤,李云,张丽娟,等.排卵功能障碍性不孕的机制探讨[J].山东中医杂志,2000,19(6):326-327.

[41]李凤阳,安向荣,李孟.六二五合方治疗排卵障碍性不孕60例[J].陕西中医,2009,30(11):1457.

[42]邵淑芹.石英毓麟汤治疗排卵障碍性不孕30例[J].河南中医,2010,30(10):994.

[43]贾桂芝,赵梅,耿金凤.中药人工周期疗法在无排卵性不孕症中的应用[J].湖南中医杂志,2007,23(5):59.

[44]李艳秀,张艳玲.中药人工周期疗法治疗排卵功能障碍性不孕症48例疗效观察[J].黑龙江中医药,2004,1:19-20.

[45]王山,张尚敏,王秋景.针刺治疗排卵障碍性不孕34例[J].中国民间疗法,2008,12:8-9.

[46]梁基源,梁德,黄张攀.针刺补肾调冲法促排卵35例临床观察[J].新中医,2008,40(4):79.

[47]李世玲,李印.中西医结合治疗无排卵性不孕83例[J].中国医药导报,2008,5(21):79-80.

[48]徐贞淑,程径.未破裂卵泡黄素化不孕治疗经验探析[J].亚太传统医药,2010,6(3):59-60.

[49]刘宪鸣.中西医结合治疗高泌乳素血症性不孕64例[J].中国中医药科技,2008,15(6)481-482.

[50]王桂梅.中西医结合对排卵障碍性不孕120例临床分析[J].光明中医,2008,23(4):442-443.

[51]甘瑾,施艳秋.黄体功能不全性不孕的中西医理论[J].吉林中医药,2008,2(2):84-85,101.

[52]华彩凤.促排卵汤治疗黄体功能不全性不孕26例临床观察[J].吉林医学,2010,31(21):3539.

[53]黄邦萍,刘维,尹丽,等.补肾养肝汤治疗黄体功能不健性不孕32例临床观察[J].四川中医,2009,27(5):96-97.

[54]赵珂,孟凡征,金季玲.金季玲治疗子宫内膜异位症不孕的临床经验[J].辽宁中医杂志,2008,35(1):26-27.

[55]黄连春.活血解毒法治疗免疫性不孕38例[J].陕西中医,2010,31(3):286-287.

[56]姚伊,王华.补肾活血汤治疗女性血清抗精子抗体阳性不孕56例疗效观察
    [J].河南中医,2008,28(3):51－52.

[57]钟晓玲,张忠,郑庆元,等.补肾祛瘀法治疗免疫性不孕70例[J].河南中医,
    2009,29(4):355－356.

[58]齐丹,谈勇.中医药在多囊卵巢综合征助孕治疗中的优势[J].世界中西医结
    合杂志,2008(3):305－307.

[59]魏煊.中西医结合治疗多囊卵巢综合征所致不孕的临床观察[J].河北中医,
    2008,30(7):732－734.

[60]韩云清.中西医结合促排卵方案治疗多囊卵巢综合征不孕的疗效比较[J].
    中国实用医药,2008,3(9):49－50.

[61]沈芳华.输卵管炎性不孕的现代中医文献研究[D].黑龙江中医药大学学位
    论文,2009,19.

[62]王肖凤,朱虹.输卵管阻塞性不孕外治法近况[J].江西中医药,1998,29(1)
    58－60.

[63]姜丽娟.张良英教授助孕方治疗输卵管阻塞性不孕的临床观察[J].云南中
    医中药杂志,2010,31(8):1－3.

[64]陈放文.加味逍遥散治疗输卵管阻塞性不孕54例[J].四川中医,2010,28
    (2):90.

[65]刘雅超,刘旭,白鸿源.涤肠汤治疗输卵管阻塞不孕250例疗效观察[J].中
    国民族民间医药,2009,8:63.

[66]陈修园.女科要旨[M].福州:福建科学技术出版社,1982.

[67]李廷.金匮要略广注[M].北京:中国中医药出版社,1996.

[68]吴谦.医宗金鉴[M].北京:人民卫生出版社,1973.

[69]曹家达.金匮发微[M].福州:福建科学技术出版社,2007.

[70]李惠治.经方传真:胡希恕经方理论与实践[M].北京:中国中医药出版社,
    1994,267.

[71]黄煌.经方的魅力——黄煌谈中医[M].北京:人民卫生出版社,2006,15.

[72]国家中医药管理局.中华人民共和国中医药行业标准《中医病症诊断疗效标
    准》[M].南京:南京大学出版社,1994.

[73]曹泽毅.妇产科学[M].北京:人民卫生出版社,2008.

[74]后山尚久.温经汤对排卵障碍和月经周期异常者LH的调节作用[J].国外
    医学.中医药分册,2001.

[75]白宣英.温经汤对趋化因子CINC的作用[J].国外医学.中医药分册,2001.
    23(3):155.

[76]张丽娟.温经汤对垂体滤泡星状细胞分泌 CINC 的影响[J].国外医学.中医药分册,2001.23(4):220.

[77]刘强,朱红霞,等.温经汤、艾附暖宫丸药理作用的比较研究[J].中药药理与临床,1995(3):10－11.

[78]刘艳芹.月经病虚寒证Ⅰ/Ⅱ型 T 淋巴细胞、生殖激素水平的变化及《金匮要略》温经汤对其影响[D].河北医科大学,2008,44.

[79]赵益霞.温经汤加减治疗排卵障碍性不孕疗效观察[J].中国乡村医药,2008,15(6):41－42.

[80]史宇广,单书健.当代名医临证精华(不孕专辑)[M].北京:中医古籍出版社,1992.

[81]陈武山.现代名中医不孕不育诊治绝技[M].北京:科学技术文献出版社,2004.

[82]李应寿.华占福妇科医论医案医方集[M].甘肃:兰州大学出版社,2000.

[83]刘洪祥.妇科医案[M].济南:山东科学技术出版社,1986.

[84]陈羽雁,陈训梅.温经汤配合穴位埋线治疗痛经 68 例[J].中国美容医学,2012,21(12):412.

[85]陶勇军.温经汤治疗乳腺增生症 45 例[J].中国中医药现代远程教育,2011,9(4):32.

[86]王炯辉,康志媛.温经汤结合西药治疗慢性盆腔炎临床观察[J].河南中医,2014,34(1):117－118.

[87]郭建芳,杨晋敏,石萍,等.金匮温经汤治疗冲任虚寒型围绝经期功血 80 例[J].光明中医,2014,29(5):986.

[88]毛科.温经汤治疗妇人杂病验案举隅[J].上海中医药杂志,2015,49(7):32－33.

[89]王国才.运用金匮温经汤治疗久泻验案感悟[J].中医药学报,2015,43(3):27－28.

[90]浦应.应用《金匮要略》温经汤治疗继发性闭经 36 例临床小结[J].云南中医中药杂志,2000,21(6).

[91]陈玲名.温经汤治疗原发性痛经的临床经验[J].中国中医药现代远程教育,2015,13(14):125－126.

[92]郭晓娜.温经汤临床应用体会[J].环球中医药,2016,9(2):232－233.

[93]张夏.温经汤在内科头痛中的运用[J].江西中医药,1995,(增刊):49－50.

[94]关芳芳,王付.王付教授经方合方辨治运动疾病[J].中国中医药现代远程教育,2014,12(12):24.

[95]管隽.黄煌运用温经汤治疗妇科疾病经验举隅[J].江西中医药,2007,38 (2):14－15.

[96]刘丽伟.《金匮要略》温经汤临床应用心得[J].中国中医药现代远程教育, 2010,8(17):8－9.

[97]李卫青.运用温经汤治疗妇科疾病举隅[J].山西中医,2014,30(5):37－38.

[98]蔡柏岑,石贺元.温经汤治疗妇科病举隅[J].湖南中医杂志,2014,30(6): 97－99.

[99]张婷婷,王琳.多囊卵巢综合征治疗进展[J].实用中医药杂志,2012,28(3): 249－250.

[100]陈庆云,张小燕.子宫肌瘤发病机制研究进展[J].中国实用妇科与产科杂 志,2012,28(12):950－951.

[101]何敏,李飞范,蔡平平.中西医诊治子宫肌瘤简况[J].实用中医内科杂志, 2015,29(3):22－24.

[102]吕文君,吴静,陆为民.浅析久泻之辨治[J].光明中医,2010,25(2): 203－205.

[103]祖昌.温经汤联合穴位敷贴及超短波治疗糖尿病周围神经病变的临床效果 观察[J].中国当代医药,2014,21(24):35－39.

[104]庞国明,闫镛,朱璞,等.糖尿病周围神经病变中医诊疗规范初稿[J].中华 中医药杂志,2010,25(2):260－264.

[105]马家驹,张广中.经方治疗荨麻疹探讨[J].中华中医药杂志,2013,28(4): 997－1000.

[106]邹宏超,付香莲.黄褐斑病因及发病机制研究进展[J].皮肤病与性病, 2010,32(4):27－29.

[107]冯琳,李影.雀斑产生原因及基于中药方剂理疗的诊治探究[J].中国美容 医学,2014,23(14):1225－1226.

[108]刘胜忠.温经汤应用3例[J].中国社区医师,2014,30(23):95－96.

[109]沈璐,陈科力.中医药治疗脱发的研究与分析[J].中南民族大学学报, 2011,30(1):42－45.

[110]杨家福.中医对银屑病研究治疗的新进展[J].求医问药,2011,9(11): 87－88.

[111]温桂荣.温经汤治疗杂病探微[J].中华中医药杂志,2016,31(3): 2606－2609.

[112]阴健,郭力弓.中药现代研究与临床应用[M].北京:学苑出版社,1994.

[113]高天旭,韦大文,徐江雁,等.高体三教授治疗痹症临床对药运用之阐微 [J].中华中医药杂志,2012,27(7):1829－1832.

[114]吴仪洛.本草从新[M].北京:古籍出版社,2001.

[115]朱步先,朱胜华,蒋熙,等.朱良春用药经验集[M].长沙:湖南科学技术出版社,2010.

[116]尚志钧.神农本草经校注[M].北京:学苑出版社,2008.

[117]杨淑雯,罗颂平.金匮温经汤现代临床运用文献研究[J].广州中医药大学学报.

[118]王付,王林玉.桂枝茯苓丸方证思考与探索[J].中华中医药杂志,2016,31(7):2618-2620.

[119]汪红,顾勤.胶艾汤用药特点及对后世组方的启示[J].中医药学刊,2001,19:384-385.

[120]臧海洋,尹哲.当归芍药散证治述要[J].中国中医基础医学杂志,2014,20(2):242-244.

[121]何任.温经汤论[J].浙江中医药大学学报,2010,34(6):801-802.

[122]王付.运用温经汤方证的若干问题[J].中医药通报,2009,5(19):11-12.

[123]张须学,王书梅.《金匮要略》中活血化瘀方剂作用探析.第十五届全国中医药文化学术研讨会论文集.

[124]刘军,詹志明.《金匮要略》女科方运用举隅[J].河南中医,2006,26(1):24.

[125]成秀梅,杜惠兰,李丹,等.温经汤对寒凝血瘀模型大鼠卵巢舒-缩因子的影响[J].中国中医基础医学杂志,2009,(10):48-49.

[126]徐丁洁,杜惠兰,成秀梅,等.加减温经汤对寒凝血瘀模型大鼠卵巢氧化损伤的影响[J].中国中西医结合杂志,2012,(01):59-61.

[127]成秀梅,杜惠兰,李丹.加减温经汤对寒凝血瘀模型大鼠卵巢功能的影响[J].北京中医药大学学报,2006(2):48-51.

[128]成秀梅,杜惠兰,李丹,等.温经汤对寒凝血瘀模型大鼠卵巢血红素氧合酶表达的影响[J].中医杂志,2011(2):60-62.

[129]徐丁洁,成秀梅,杜惠兰,等.加减温经汤对寒凝血瘀模型大鼠子宫内膜ER、PR表达的影响[J].中成药,2012(1):161-163.

[130]李丹.寒凝血瘀证模型大鼠IL-1β、TNF-α的变化与卵巢功能的关系及加减温经汤对其影响[D].河北医科大学,2006.

[131]吴凡,贾汝汉.肉桂提取物的药理作用研究进展[J].医药导报,2012(7):56-59.

[132]文丽梅,马超英,佘德林,等.吴茱萸的化学成分和药理作用研究进展[J].中华中医药学刊,2012(9):58-59.

[133]赵雷娇,王海峰,赵丹奇,等.当归化学成分的分离与鉴定[J].沈阳药科大学学报,2013(3):22-25.

[134]李鸿宾.牡丹皮酚的药理作用研究进展[J].中医药理论与应用研究,2008：391－394.

[135]李文艳,黄山君,王瑞.中药白芍的药理作用和质量控制研究进展[J].药学服务与研究,2012(2):44－48.

[136]张晓琳,徐金娣,朱玲英,等.中药川芎研究新进展[J].中药材,2012(10):173－178.

[137]朱善岚,黄品芳,王友芳.莪术的药理作用研究进展[J].海峡药学,2007(4):13－15.

[138]孔阳,葛妍.牛膝多糖的药理作用概述[J].黑龙江科技信息,2011(19):35.

[139]徐丁洁,等.温经汤对妇科虚寒证模型大鼠卵巢能量代谢的影响[J].中成药,2013,35(7):1542－1544.

[140]吴洪军,等.温经汤对于大白鼠卵巢雌二醇、孕酮分泌影响的研究[J].哈尔滨医科大学学报,1903,(27)4:308－309.

[141]陆一竹、王学岭,等.温经汤对寒凝血瘀证大鼠模型血液流变学指标的影响[J].北京中医药,2011,30(1):58－59.

[142]Terawaki K.温经汤对促肾上腺皮质素释放因子诱导的自发运动量的影响[J].国际中医中药杂志,2006,528(1):42.

[143]坂本能基.温经汤对垂体滤泡星状细胞分泌 CINC 的影响[J].国外医学·中医中药分册,2001,23(4):26－27.

[144]Ushiroyama T.温经汤对年轻女性无排卵月经周期中垂体促性腺激素的分泌和排卵的影响[J].国外医学·中医中药分册,2001,23(4):215.

[145]李红梅,马志毅.温经汤加减治疗痛经 46 例[J].湖北中医杂志,2010,32(9):41.

[146]黄浩.温经汤加减治疗痛经 32 例[J].基层医学论坛,2010,14(20):622.

[147]张利梅.温经汤加减治疗痛经 48 例[J].中国中医急症,2008,17(4):548.

[148]徐晓美.温经汤配合艾灸神阙穴治疗原发性痛经 43 例[J].浙江中医杂志,2009,44(4):278.

[149]江志扬.温经汤加减治疗月经不调肾虚血瘀型临床观察[J].新中医,2010,42(10):57.

[150]马晓梅,穆齐金.金匮温经汤治疗更年期综合征 30 例临床观察[J].山东医药,2008,48(31):102.

[151]周淑萍.温经汤加通液术治疗输卵管阻塞性不孕[J].医药论坛杂志,2008,29(12):77.

[152]刘涛.温经汤加减治疗不孕症 10 例[J].中国社区医师,2007,(15):64.

[153]王彩清.温经汤在妇科病中的临床应用体会[J].四川中医,2008,26
(6):82.

[154]石琉,梁婵.温经汤防治奥沙利钼神经毒性反应的临床观察[J].山东中医
杂志,2010,29(11):745.

[155]章淑红.温经汤临床应用举隅[J].中国乡村医药,2010,17(12):47.

[156]梁开发.温经汤加减治疗雷诺氏综合征 23 例[J].四川中医,2004,22
(6):55.

[157]魏家亭,贺子宁.温经汤治疗虚寒性胃脘痛[J].湖北中医杂志,2011,23
(11):25.

[158]赵淑艳,赵德柱.温经汤治疗精索静脉曲张不育症30 例[J].黑龙江中医
药,2005,(2):34.

[159]张利利,马文侠.浅谈金匮温经汤之异病同治[J].光明中医,2008,23(12):
2487－2488.

[160]胡则林.黄元御温经汤的临床运用[J].湖北中医杂志2015,37(12):49－50.

[161]刘渡舟.谈温经汤的方义[J].山东中医药大学学报,1980(3):11－12.

[162]李翔,邹志东.高忠英运用温经汤治疗内科杂病举隅[J].北京中医,1999,
2:9－11.

[163]王付.温经汤临床应用札记[J].辽宁中医杂志,2009,36(11):1979－1980.

[164]安佳岐,王程秀,陈学梅.温经汤新用[J].陕西中医,2009,30(1):92

[165]叶春年,刘树民.温经汤治疗妇科疾病的用药特点[J].黑龙江中医药大学
学位论文.

[166]于惠青,于俊生.温经汤方证探析[J].山东中医药大学学报,2003,37(1):
18－19.

[167]马晓梅,穆齐金.金匮温经汤治疗更年期综合征 30 例临床观察[J].山东医
药,2008,48(31):102－103.

[168]夏锦堂.金匮要略研究[M].上海:上海中医药大学出版社,2005.

[169]王绵之.王绵之方剂学讲稿[M].北京:人民卫生出版社,2005.

[170]夏桂成.实用妇科方剂学[M].北京:人民卫生出版社,1997.

[171]齐放,王秀娟.温经汤之我见[J].陕西中医,2007,28(4):479－480.

[172]杨洁,朱颖.从《金匮要略》温经汤探讨张仲景学术思想[J].吉林中医药,
2008,12(33):937－938.

[173]徐群.针刺配合温经汤治疗月经不调96 例疗效观察[J].中外医疗,2009
(30):100.

[174]王和平,王闯闯,景东,等.温经汤在皮肤科中的应用[J].中国药物经济学,
2014(5):221－222.

[175]殷迪,牛松青.痤疮的病因及治疗进展[J].吉林医药学院学报,2009,30
    (3):166 - 169.

[176]危兆章,李艳.温经汤治疗女性厥阴寒闭血瘀型不寐的临床研究[J].广州
    中医药大学.

[177]郭惠,杨云,王昌利.吴茱萸碱药理研究进展[J].陕西中医,2010(12):
    1685 - 1686.

[178]张明发,沈雅琴.肉桂的药理作用及温里功效[J].陕西中医,1995,1(16):
    39 - 42.

[179]沈映君.中药药理学[M].人民卫生出版社,2000.

[180]张胜,吴春福,等.半夏泻心汤药理研究最新进展[J].中国中药杂志,2001,
    26(7):437 - 439.

[181]秦听.益肾温经汤对肾阳虚型排卵障碍大鼠下丘脑 - 垂体 - 靶腺轴影响的
    研究[J].甘肃中医学院学报,2010,27(2):25 - 28.

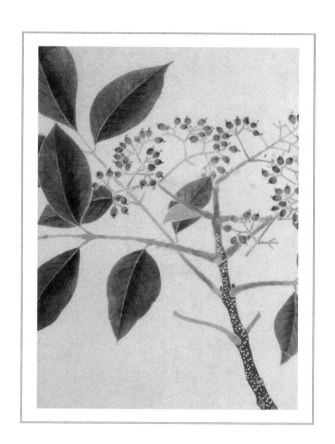

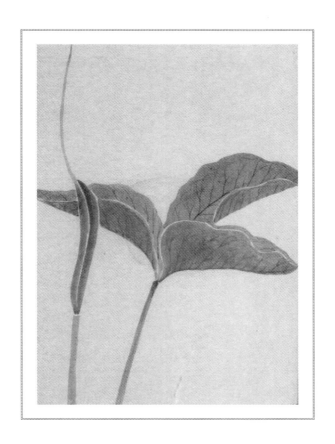